DR ALAIN DUCARDONNET

Préface de Jean-Christophe Rufin
de l'Académie française

PRENEZ RENDEZ-VOUS... AVEC VOUS !

Votre santé vous dira merci

cherche
midi

Vous pouvez consulter notre catalogue général
et l'annonce de nos prochaines parutions sur notre site :
www.cherche-midi.com

92, avenue de France
75013 Paris

Photo et schémas : Bénédicte Gerin
Mis en pages par : Soft office
Dépôt légal : mars 2020
ISBN : 978-2-7491-5728-3

« La porte du changement s'ouvre de l'intérieur. »

Jacques Chaize

« L'avenir ne sera pas ce qui va arriver,
mais ce que nous allons faire. »

Henri Bergson

À ma maman

Avertissement

Les connaissances et les bonnes pratiques évoluent sans cesse. Cet ouvrage est un livre d'informations et de conseils en matière de santé. Il ne se substitue en aucun cas à une consultation médicale ou à l'avis d'un professionnel de santé.

REMERCIEMENTS

Josette Milgram-Todorovitch, Anne Pouget,
Patricia Durou, Bénédicte Gerin, Stéphanie Lux,
Michelle-J. Noël,
Philippe Berrebi, Armand Cohen, Emmanuelle Leclerc,
Jean-Claude Verdier
pour leur contribution active à ce livre.

Alban, Audrey, Matthieu, Louise, Pauline,
Charlène, Richard, Alicia, Calixte, Timothé
pour leur affection et leur soutien.

PRÉFACE

Je vais vous confier un secret : Alain Ducardonnet est médecin.

Ah ! Vous le saviez ? C'est sans doute que vous l'avez vu sur BFMTV ou au *20 heures* de TF1, à moins que vous l'ayez entendu commenter le Tour de France... Êtes-vous sûr, pour autant, qu'il ne soit pas un avatar, un être virtuel, peut-être même un clone d'Harrison Ford auquel il ressemble étrangement... ?

Eh bien, je suis en mesure de vous délivrer de vos doutes.

Tout d'abord, je peux affirmer qu'il est médecin parce que je le connais depuis la faculté. Je l'ai vu étudier, passer des concours, acquérir une expérience clinique de premier ordre.

Mais si j'ai cette certitude, c'est surtout parce que seul un vrai médecin pouvait écrire les pages que l'on va lire.

Il ne s'agit pas dans ce livre d'empiler des connaissances comme le propose aujourd'hui Internet. On ne tire aucun profit de tels fatras sans ordre où maladies, examens complémentaires et médicaments s'entremêlent et créent l'angoisse et la confusion.

Pour qu'un discours sur la santé soit audible et utile, il faut qu'il ordonne, explique et surtout applique les connaissances auxquelles il a recours. Seul un médecin peut y parvenir car, au-delà des connaissances, ce qu'il possède, c'est une expérience. Sa formation n'est pas un exercice livresque mais une initiation. Il a suivi des maîtres, côtoyé des patients, éprouvé la nécessité de comprendre et la difficulté d'agir.

C'est le fruit de ce long exercice qu'Alain Ducardonnet livre dans cet ouvrage.

En vous incitant à « prendre rendez-vous... avec vous », il vous invite, évidemment dans certaines limites, à devenir votre propre médecin ou, en tout cas, à adopter, face à votre santé, une démarche de médecin.

Devenir médecin, c'est d'abord apprendre à regarder. Vous serez frappé, en lisant ce livre, par le nombre de notations « vécues », tirées de l'observation. Alain Ducardonnet a vu beaucoup de personnes, de situations, de maladies dans sa vie et il vous enseigne à regarder. La lucidité, l'acuité du regard, voilà la première étape de toute démarche médicale.

Devenir médecin, c'est aussi apprendre à écouter. Vous trouverez dans ces pages nombre de citations tirées de cas concrets. Savoir écouter, c'est savoir entendre, c'est-à-dire reconnaître, au milieu des innombrables notations inutiles, les signes essentiels, les perceptions alarmantes, les éléments significatifs qui peuvent conduire à un diagnostic.

Devenir médecin, c'est apprendre à comprendre. Car la finalité de l'observation et de l'écoute est de conduire à une représentation intelligible et intelligente du patient et de son écologie. Quelle place la maladie occupe-t-elle dans ce « milieu » complexe qu'est un être humain ? Comment les facteurs pathogènes interagissent-ils avec le terrain ? Quelle est la part de la génétique par rapport aux facteurs environnementaux ? Autant de questions qu'Alain Ducardonnet aborde non pas de façon abstraite mais au fil des « consultations » qu'il vous convie à mener avec vous-même.

Il le fait pour honorer un dernier aspect de sa vocation. Si le médecin regarde, écoute, comprend, ce n'est ni pour condamner, ni pour réprimer, ni pour s'enrichir. Il n'est ni un juge, ni un policier, ni un homme d'affaires. C'est pour soulager, guérir, aider.

Mais désormais, on ne peut plus se satisfaire d'une médecine qui répare et arrive, en quelque sorte, trop tard. Le médecin, dans son désir d'amélioration, doit agir aussi en amont de la maladie. Il doit prévenir, informer, changer les mentalités. Cela, il ne peut le faire seul, souverain en son royaume, comme les pontes de jadis. S'il veut que quelque chose change, il doit embarquer tout le monde avec lui. C'est à cette révolution qu'Alain Ducardonnet vous invite en vous recommandant de « prendre rendez-vous… avec vous ».

Écoutez ses conseils. Je vous l'ai dit : c'est un médecin.

Un vrai.

Dr Jean-Christophe Rufin
de l'Académie française

INTRODUCTION

Quand on est informé, la fatalité n'a plus le même sens.

Nous ne sommes pas égaux en matière de santé et ce, dès avant la naissance. Vous le savez, mais on l'oublie volontiers. S'il y a des fragilités inconnues dans votre corps, la façon dont vous allez vivre, vos comportements vont plus ou moins rapidement les faire s'exprimer sous forme de symptômes désagréables, de maladies plus ou moins graves. L'objectif de ce livre : mettre toutes les chances de votre côté en agissant au plus tôt pour aider la nature. Des petits réglages dans votre façon de vivre au quotidien peuvent aider à retarder ou éviter certaines maladies, à être plus longtemps en bonne santé et profiter pleinement de ce que la vie vous offre.

Pour expliquer ma démarche, je voudrais partager avec vous mon cheminement, mon évolution, mes interrogations aussi, toute cette expérience qui m'a conduit aujourd'hui à cette conviction que nous pouvons tous améliorer – individuellement – notre état de santé, et faire reculer – collectivement – les maladies chroniques. Année après année, la santé m'a semblé mériter une médecine plus large, plus complète, qui mobilise différentes approches aux fins de proposer des solutions individualisées.

La médecine conventionnelle montre chaque jour ses performances pour nous soigner. Mais avant un diabète ou après un infarctus, ou pour vivre mieux avec, la médecine des modes de vie, peu connue ou moins identifiée, commence à s'imposer. Quant aux médecines complémentaires validées, pratiquées par des professionnels et appliquées à des indications reconnues, elles ont souvent un rôle bénéfique à jouer. Une médecine qui ne soit pas au service des maladies mais au service des personnes et de la santé, ce n'est pas du tout la même histoire...

Amorcer une réflexion sur ce qui structure votre démarche en santé, remplir un autoquestionnaire pour savoir où vous en êtes en nutrition, activité physique, stress et sommeil, prendre des rendez-vous réguliers avec vous, partager conseils, recettes et leviers pour changer des petites choses et vous sentir mieux le plus longtemps possible, voilà les ambitions de ce livre.

Et pour passer à l'action, j'aimerais susciter en vous cette motivation de tout votre être, alliant le corps et l'esprit, pour que vous preniez rendez-vous avec vous, pour que vous preniez du temps pour vous.

Vous ne pourrez pas tout faire (quoi que !), parce que ça, vous n'en avez pas envie… cela n'entre pas aujourd'hui dans votre emploi du temps… vous avez d'autres préoccupations, familiales, financières… Choisissez une ou deux actions possibles. Si c'est trop compliqué, vous ne tiendrez pas dans la durée ! Soyez indulgent envers vous, on n'efface pas, on ne change pas des habitudes de quinze ans en huit jours… Donnez-vous du temps ! Toutes les portes d'entrée sont bonnes… À vous de choisir !

Je vous propose une lecture à la carte, de tout lire au fil des pages ou de vous concentrer sur des chapitres qui résonnent en vous. L'important pour votre santé, c'est de faire un petit quelque chose, d'amorcer le changement, d'agir colline après colline, de se donner des objectifs simples comme marcher régulièrement ! C'est à la portée de chacun d'entre vous.

VOTRE BILAN PERSONNALISÉ « ET LA SANTÉ ! »

S'interroger sur ses modes de vie et leurs conséquences sur la santé n'est pas une perte de temps ! Rien de tel qu'un autoquestionnaire pour en prendre conscience et s'évaluer.

Le cherche midi éditeur, en partenariat avec le centre Ellasanté, vous offre, avec ce livre, un accès gratuit à un test en ligne sur vos habitudes en matière de nutrition, d'activité physique ou de sédentarité, de gestion du stress, de rythmes de sommeil…

Des algorithmes, des calculs complexes, ont été construits pour croiser et pondérer vos réponses dans ces quatre domaines. Ils permettent de déterminer un score en chiffres, traduit en code couleur : du vert pour l'optimum, déclinant en jaune, puis orange, et rouge pour le moins bon ! Vous recevrez par mail des fiches de conseils, en fonction de vos scores, pour améliorer certaines habitudes de vie avec des « recettes » pratiques.

En toute transparence, l'auteur de ce livre a participé à l'élaboration de ce test. Il a été construit à partir d'un modèle développé et validé par l'université Harvard et adapté à la France par un comité scientifique d'experts*.

Vous pouvez remplir cet autoquestionnaire sur une plate-forme sécurisée, en utilisant le QR code ci-dessous :

ou en tapant dans votre navigateur :

https://prenezrendezvousavecvous.fr

En pratique

Sur votre smartphone, téléchargez une application QR code gratuite (sur Apple Store pour l'iPhone ou Google Play Store

* Autoquestionnaire en ligne « ET LA SANTÉ ! » mis au point par le Dr Jean-Michel Lecerf (nutrition), le Dr Laurence Bénedetti (nutrition), le Dr Jean-Claude Verdier (activités physiques et sportives), le Pr Gérard Osterman (stress), le Dr François Duforez (sommeil) et le Dr Alain Ducardonnet (coordination-rédaction).

pour Android). Il suffit alors de scanner ce QR code pour accéder directement au test en ligne.

Autre possibilité, tapez dans votre navigateur l'adresse : https://prenezrendezvousavecvous.fr

Pour garantir l'anonymat, un code vous sera proposé. Laissez-vous guider et répondez sincèrement aux questions. Une fois le test terminé, votre score vous sera envoyé par mail. Une poignée de minutes plus tard, votre email sera supprimé de la base de la plateforme.

POURQUOI CETTE IDÉE DE PRENDRE RENDEZ-VOUS AVEC VOUS ?

Parce qu'il faut faire un peu de place dans votre vie pour vous occuper de vous et de votre santé. On pense toujours ne pas avoir le temps. Et pourtant, c'est possible ! Cela fait dix ans que je le vérifie, quotidiennement, avec mes patients.

Quand je leur dis : « Vous devriez essayer de consacrer un peu de temps à la marche », ou « Un abonnement à des cours de sophrologie vous ferait le plus grand bien », ou « Prenez le temps d'apprendre à manger plus équilibré », dans 80 % des cas, ils me répondent (ou le pensent très fort dans leur tête) : « Mais vous ne vous rendez pas compte, avec tout ce que j'ai à faire... je n'ai pas le temps ! » Même ceux qui sont à la retraite !

Alors il faut savoir engager une « négociation » :

« Si c'est cela votre frein, OK. Mais sur le fond, est-ce que vous êtes d'accord ? Est-ce que cela vous paraît jouable ? Est-ce que le fait d'aller marcher, de faire du yoga ou de la cohérence cardiaque (ou de ne pas mettre la salière à table… ou de ne pas vous resservir d'un plat…) vous paraît accessible ? Est-ce un engagement que vous pourriez tenir ? Le manque de temps, est-ce un obstacle réel ou une "fausse barbe" ? Si c'est réellement le temps, accepteriez-vous de me montrer votre agenda, votre téléphone ? Oui, merci… Là, je vois, sur cette page, vous n'avez pas de rendez-vous, vous êtes libre cet après-midi ?

– Ah oui, docteur, c'est vrai, je n'ai rien de 3 heures à 6 heures…

– Eh bien, c'est tout simple, sur cette "plage" blanche, vous choisissez un créneau, une demi-heure ou une heure, vous faites une grande croix et vous écrivez : "Moi". »

Il suffit de décider de vous faire une place, à vous, pour vous, dans votre vie… c'est presque aussi simple que cela, même si vous pensez à cet instant : plus facile à dire qu'à faire… Inscrivez une fois « Moi », deux fois « Moi », trois fois « Moi »… dans la semaine.

Une décision radicale qui doit être concrète : vous devez réellement cocher et bloquer ces cases comme un rendez-vous. Noir sur blanc !

Faites-vous ce cadeau. Répétez-vous : « J'ai rendez-vous avec Moi ! Je ne suis pas dans un système de rouleau compresseur où l'environnement et les autres mènent ma barque, je décide de ma vie et je me garde des moments pour Moi. » Accordez-vous ce rendez-vous… et soyez intraitable : « Ah non, là, je ne suis pas libre, j'ai déjà une réunion ! » Personne n'a besoin de savoir que c'est… avec vous. Vous auriez rendez-vous avec un nouvel amour… l'annuleriez-vous ? Non ? Eh bien, c'est tout aussi important (voire plus).

Il est vital de sanctuariser la démarche, même si vous êtes un peu timide au début, que vous n'osez pas, cela finira par s'intégrer dans votre vie. Parce que c'est possible, parce que cela a du sens, parce que c'est réaliste – et réalisable !

Cette méthode du « rendez-vous avec vous » fonctionne :

- pour prendre conscience de ce que vous avez envie de faire ;
- pour évaluer ce que vous êtes capable de faire ;
- pour « faire » de façon pérenne, semaine après semaine.

Une fois que vous aurez trouvé une niche particulièrement astucieuse dans votre emploi du temps, pourquoi ne pas appuyer sur « encore » et programmer « hebdomadaire » ?

Après tout, vous êtes capable de prévoir des alertes sur votre smartphone pour différents rendez-vous… Votre épanouissement le mérite tout autant.

Des rendez-vous, vous en avez pris toute votre vie : avec votre médecin généraliste, votre pédiatre, votre gynéco, votre cardiologue, votre... ajoutez le nom que vous voulez : vous le voyez bien, c'est possible ! Bon, d'accord, le plus souvent, c'était pour un problème précis qui vous inquiétait, mais cela prouve que l'on peut donc le trouver, ce temps...

Je vais vous lancer à la fois une invitation et un défi. Je souhaite vous inciter à prendre de la hauteur, à être visionnaire, à imaginer celle ou celui que vous voulez être demain. Le fait d'ouvrir de nouvelles portes va vous aider à vous recentrer sur l'essentiel : retrouver votre souffle, vos sensations, le plaisir et l'estime de soi.

Avançons ensemble... Explorons différents rendez-vous... avec vous. Ils vont vous permettre de choisir ce que vous avez l'envie et le désir de faire de votre santé.

Pourquoi cette démarche me tient à cœur

Permettez-moi de vous raconter comment j'en suis arrivé à vous proposer ce rendez-vous... avec vous.

Sans penser à une carrière de médecin, j'ai eu très tôt un goût prononcé pour les études. Avec un père chirurgien-dentiste, j'ai passé ma jeunesse au contact de patients : une vie familiale où l'urgence bousculait sans cesse l'agenda. Mais j'aimais ça... et j'adorais y participer ! J'ai appris très tôt à développer les radios, à aider le prothésiste à « couler » les empreintes, à dessiner les couronnes. Pourtant, lorsque mon père m'a proposé « tout naturellement » de prendre sa suite, je lui ai opposé un argument imparable : « Il y a une chose qui me gêne dans ta pratique, c'est que tes patients ont toujours la bouche ouverte. Comment peut-on se parler dans ces conditions ? »

J'étais pour le dialogue, l'échange, avant tout. J'étais clairement dans mon élément en fac de médecine… mais pourquoi la cardiologie ? J'ai fait à 20 ans une rencontre décisive, dès mon premier stage à la Pitié-Salpêtrière : Yves Grosgogeat, l'un des plus jeunes agrégés de cardiologie. Sous sa houlette, je retrouvais dans cette discipline mes fondamentaux matheux et cette démarche très carrée, structurée, dans une spécialité que l'on compare souvent à un travail de plombier, d'électricien mais aussi d'architecte. Bref, tout pour me plaire. Il avait le don de transformer un simple électrocardiogramme en une série d'énigmes policières qui nous tenaient en haleine.

D'autant que cet enseignant hors pair se distinguait par une approche profondément humaniste. Pas étonnant que ma vocation se soit confirmée sous les chaleureux auspices de ce passeur généreux… et même bien au-delà de la seule cardiologie ! Tout au long de mon cursus, il m'a inspiré et guidé.

À chaque virage de mon parcours, il m'a offert des échappées qui m'ont permis de tracer une route singulière, sans jamais dévier du cœur de ma pratique. À son contact, j'ai pris conscience qu'il y avait d'innombrables voies, plus larges, pour exercer. J'ai compris que parler à la radio ou à la télévision, travailler au sein de l'industrie pharmaceutique, tout cela était de la médecine, et surtout que l'aspect humain, la relation, la connaissance de l'autre, étaient le socle, la base de tout.

Tout au long de ma vie, la chance ou, disons, de belles opportunités se sont présentées. Je les ai saisies avec passion. C'est ainsi que je suis devenu médecin du Tour de France.

J'ai rencontré Gérard Porte lors de gardes « partagées » en soins intensifs cardiologiques. Un passionné de vélo qui, après avoir été infirmier sur le Tour, en est devenu le médecin-chef.

Comme il savait que je m'intéressais déjà à tout ce qui touchait l'activité physique, il m'a appelé un jour pour un constat peu banal, observé lors des visites médicales d'avant Tour.

Hewlett Packard avait mis à la disposition des médecins les premiers électrocardiographes informatisés. Or, pour un coureur sur deux, le compte rendu « automatique » annonçait : « Infarctus récent, hospitalisation d'urgence ! »...

S'agissant de champions ayant parcouru quelques dizaines de milliers de kilomètres depuis le début de la saison, c'était pour le moins déconcertant. Aussi étrange que cela puisse paraître, c'était pourtant parfaitement logique. Le « tracé » des sportifs de très haut niveau présente parfois des similitudes avec celui d'un infarctus. Ce que Fernand Plas, pionnier de la cardiologie du sport, avait déjà noté sur les coureurs lors des légendaires Six Jours à la Cipale : « Le seul qui ait un électro normal ici, c'est le concierge ! » Ce fut le début d'une belle aventure exploratoire des cœurs de sportifs de haut niveau. Qui peut le plus peut le moins : savoir comment tourne une formule 1 peut aider face à une panne de 2 CV !

C'est le même Gérard Porte qui m'a, un peu plus tard, fait cette proposition « malhonnête » : « Alain Mazeaud ne fera qu'une partie du Tour de France cette année, tu ne veux pas faire l'autre moitié avec nous ? »

Ma pratique de la réanimation pouvant servir, l'aventure était tentante. On est en 1983. Mazeaud n'est jamais revenu… et moi, j'y suis resté onze ans ! Quelle expérience humaine !

C'est en plein Tour de France que j'ai eu la plus belle preuve des bienfaits de l'activité physique sur la santé ! Cela a même été « le » déclic : le coureur Dominique Garde était diabétique de type 1. Il a été l'un des premiers à être équipé d'une pompe à insuline. Elle fonctionnait à plein, il ne pouvait plus s'en passer.

Sauf qu'au début du Tour, à force d'enchaîner entraînements intensifs et « les classiques », avec 20 000 à 25 000 kilomètres dans les jambes, il utilisait sa pompe au minimum. Ses 150 kilomètres à vélo quotidiens utilisaient tellement de sucre dans ses cellules qu'il n'était « pratiquement » plus diabétique !

Que le seul fait d'exercer une activité physique soutenue joue le rôle d'un médicament contre le diabète et arrive à produire le même effet – ou presque – qu'une injection d'insuline, ça méritait d'y réfléchir. Et de remettre en cause mes certitudes sur le tout-médicament !

Ces fantastiques moments de vie, de passion partagée, qui ont remis en perspective toutes mes certitudes scientifiques, expliquent comment le sport ou plutôt l'activité physique est devenue centrale dans l'évolution de ma pratique.

En plein Tour 1991, je reçois un coup de fil de Jean-Pierre Joulin, directeur de la rédaction d'Europe 1 : « Vous ne voudriez pas faire de la radio ? »

Je suis tombé des nues. C'est vrai que nos camarades de France 2 – le regretté Robert Chapatte, mais aussi Gérard Holtz et Patrick Chêne – nous sollicitaient régulièrement. Nous inventions des astuces, comme équiper certains champions de capteurs afin de suivre l'évolution de leur rythme cardiaque en pleine ascension du Galibier : nous avons ainsi enregistré des pointes à 195 battements/minute – quel moteur merveilleux que ce cœur ! Il y a trente ans, suivre un électrocardiogramme en direct, c'était un scoop…

Bref, nous, médecins du Tour, avions notre part de présence télé, mais de là à m'imaginer derrière un micro régulièrement… Il insiste : « Si, si, vos interventions sont intéressantes, vous racontez bien la médecine… » « Mais enfin, je ne suis pas journaliste, je n'ai pas de formation et puis, objectivement, d'autres seraient bien plus légitimes. Alors, pourquoi moi ? » Après avoir un peu hésité, il m'a fait LA réponse… la moins flatteuse pour mon ego : « OK, je vais vous le dire sincèrement : c'est votre voix qui nous intéresse, vous avez la voix d'Europe 1. »

Et voilà comment je suis devenu chroniqueur et consultant à Europe 1 de 1991 à 1997.

En parallèle, au sein de l'agence Archipel Santé, j'ai beaucoup appris sur les grandes règles de la communication. J'y ai rencontré un ORL, un certain Michel Cymes. Il avait écrit un livret d'information sur le problème des grosses amygdales. Nous avons collaboré à l'édition d'une brochure sur le sujet… et sommes toujours amis depuis !

Une succession de hasards m'a conduit à la télévision, jusqu'au *20 heures* de TF1 (ce dont je n'aurais même jamais osé rêver !) en passant par LCI, sa petite sœur tout-info. J'y ai fait mes débuts télévisuels de chroniqueur et de responsable du magazine hebdomadaire *Portez-vous bien*.

C'est Laurence Ferrari, arrivée aux commandes du *20 heures*, qui m'a tenu la main pour mes premiers pas dans la grand-messe de l'info. Vous n'imaginez pas le stress que cela représente ! Et surtout, pile au moment où s'est déclenchée l'épidémie de grippe H1N1, c'est-à-dire un plateau quasi quotidien : un exercice de style acrobatique avec des messages aussi ambigus que contradictoires. Avec aussi cette anecdote, une petite ressemblance avec le héros de *Star*

Wars et d'*Indiana Jones* m'a valu régulièrement de sympathiques remarques. Le plus beau clin d'œil a été celui de Nicolas Canteloup, invité au *20 heures* de Claire Chazal, au cours duquel j'intervenais sur l'épidémie H1N1 : « Roselyne Bachelot a employé les grands moyens, elle a envoyé Harrison Ford sur TF1 pour vous convaincre de vous faire vacciner ! »

Les conseils et l'esprit d'équipe du *20 heures* m'ont réellement fait prendre conscience que parler à tous ou à une seule personne, s'adresser à des millions de téléspectateurs ou à un patient dans le secret de son cabinet, cela relève du même exercice. Cela confère la même responsabilité. Comme il ne reste du discours que des traces plus ou moins conscientes, le choix des mots est crucial. Se garder de l'effet d'annonce, être pédagogue, donner les clés qui permettent à chacun de comprendre et de faire à son gré… C'est déjà beaucoup.

Dans les médias et de manière générale, l'évolution la plus importante à mes yeux, au cours de ces années, c'est le passage de la médecine à la santé ! À l'époque où j'officiais sur Europe 1, les interventions et les chroniques consistaient la plupart du temps à traduire en langage dit « grand public » un jargon hermétique, à mettre en perspective un fait médical.

Aujourd'hui, traiter de santé, c'est parler de la vie quotidienne. La médecine en tant que telle a peu de place sur les ondes, trop technique, pas assez « impactante », stressante. Sauf en cas de grand scandale sanitaire type dossier Mediator.

La santé fait aujourd'hui partie intégrante de la vie sociale, n'importe quel talk-show ou magazine généraliste la traite entre deux sujets, politique ou culturel.

Enfin j'ai le bonheur depuis 2013 de participer à l'aventure de BFMTV et je ne regrette pas une minute d'avoir dit oui à Hervé Béroud. Une rédaction passionnée où tout peut basculer d'une minute à l'autre. Elle a bien sûr les inconvénients de ses avantages, un côté répétitif parfois très amplifiant, mais à tout moment une information qui donne la priorité au direct.

Comme à LCI auparavant, l'Inserm m'a suivi pour parrainer le rendez-vous santé du week-end. Quel régal d'avoir accès au top de la recherche et de pouvoir démontrer de façon simple que des chercheurs... ça trouve ! Du sérieux, de l'innovant, de l'accessible, du concret sont au cœur même de ma mission : réinterroger sans cesse les connaissances – enquêter sans relâche. Depuis 2018, l'antenne propose un autre rendez-vous santé, la chronique « Prenez soin de vous », que je partage avec la délicieuse Margaux de Frouville, qui aura bientôt tout d'un médecin !

Vous l'avez compris, je suis plutôt un homme d'audiovisuel, mais je me suis aussi confronté à l'écrit avec la page santé du *Parisien Magazine* devenu *Parisien Week-end*. Depuis cinq ans, avec difficulté au début, avec plaisir aujourd'hui, je réponds aux multiples questions de santé que vous pouvez vous poser.

Médecine… objectif santé !

En fait, j'adorerais commencer ma carrière aujourd'hui, avec l'éclairage de ces cinquante années d'évolutions incroyables, pour arriver enfin à une vision globale de la médecine, fondée sur un éventail élargi de prises en charge et de solutions thérapeutiques.

Notre médecine reste l'une des meilleures au monde : elle figure toujours dans le peloton de tête des grands classements internationaux des systèmes de santé, quels que soient les critères retenus…

Voilà de quoi répondre aux esprits chagrins qui trouvent que tout se dégrade. Bien sûr, il y a le problème du nombre insuffisant de médecins, il devrait être résolu d'ici cinq à sept ans. Notre pays compte des hôpitaux parmi les plus performants au monde et très en pointe pour le traitement de nombreuses maladies, grâce à des professionnels de santé compétents et dévoués. Mais les moyens alloués à leur fonctionnement sont restés constants alors que les besoins augmentent chaque année. Espérons que les tensions à répétition ne mènent pas à une crise irréversible.

Ce qui change la donne, c'est l'augmentation inexorable du nombre de malades chroniques : plus de 10 millions de Français sont atteints d'une affection de longue durée (ALD) avec en trio de tête : le diabète, les maladies cardio vasculaires et les cancers. Plus de la moitié de la dépense annuelle de la branche maladie y est consacrée.

Cinquante ans de progrès inimaginables

Revenons à ces progrès extraordinaires et enthousiasmants depuis la fin des années 1960 : l'infarctus qui vous clouait au lit pendant un mois autrefois contre à peine trois jours aujourd'hui, la chirurgie robotisée, le scanner ou l'IRM qui peuvent tout voir ou presque, des médicaments plus efficaces et mieux tolérés, une informatique optimisant les stratégies, sans parler des connaissances à multiples facettes en génétique.

Des progrès que l'on doit à cette médecine dont vous avez sans doute bénéficié : la médecine curative. Le *cure* soigne lorsque l'on souffre de maladies ou de symptômes extrêmement inconfortables. Cette médecine repose sur « les règles du jeu » de *l'evidence-based medicine* (EBM), cette méthode qui permet à tous les médecins et professionnels de santé de parler le même langage, de partager les mêmes références. Consensus, référentiels, protocoles, bonnes pratiques, prescriptions de tel examen ou de telle thérapeutique, autant d'approches structurées à base de preuves scientifiques, de démarches codées, de contre-indications identifiées avec, à la clé, la sacro-sainte « balance bénéfice-risque ». Réaliser un examen, prendre un médicament, se faire opérer... présente toujours un risque. (Traverser la rue aussi !) Mais il doit être le plus faible possible et vous devez en être très clairement informé.

Et demain, c'est déjà aujourd'hui. Avec quelques exemples. Le fleuron de la thérapie génique, un ciseau à gênes est capable de reconfigurer l'ADN pour changer le scénario et redessiner votre destin médical. Biomarqueurs, biotechnologies, nanothérapies, immunothérapie font passer d'un médicament pour tous à un traitement ciblé totalement personnalisé. L'IRM fonctionnelle offre de voyager en couleurs et en temps réel dans toutes les zones du cerveau. Une hanche déficiente imprimée à l'identique en 3D invente la compatibilité (quasi) absolue. Les casques de réalité virtuelle s'invitent dans les salles d'opération. L'intelligence artificielle et les *big data* se mettent au service des médecins : diagnostiquer un cancer du poumon lui est possible. Dans le même temps, le sida et les cancers sont devenus le plus souvent des maladies chroniques. Carmat a inventé le cœur artificiel global et des drones pilotés *via* un smartphone livrent un défibrillateur auprès du malade... Si vous voulez en savoir plus sur ces cinquante ans de révolution à grande vitesse, je vous invite à consulter l'annexe en fin de cet ouvrage.

Alors tout va bien ? Oui et non...

Les bénéfices de ces progrès sont évidents. Un indicateur fait sensation chaque année : l'annonce de l'espérance de vie d'un bébé au jour de sa naissance. En progression constante ces soixante dernières années, il marque aujourd'hui le pas, voire un léger infléchissement. Mais, depuis 1947, nous avons tous gagné plus de dix-huit ans d'espérance de vie en moyenne et les écarts entre hommes et femmes se réduisent : 79,5 ans pour les hommes et 85,4 ans pour les femmes en 2018.

Ce qui nous intéresse vraiment, vous et moi, c'est de connaître notre espérance de vie, mais en bonne santé. Ce que nous voulons, c'est allonger notre durée de vie, mais dans de bonnes conditions : sans incapacité, en restant autonomes, pleinement conscients et libres de nos choix pour profiter de ce que la vie nous offre.

Les champions en Europe : la Suède avec 73,3 ans pour les femmes et 73 ans pour les hommes. La moyenne européenne se situe à 64,2 ans pour les femmes et 63 ans pour les hommes. La France n'en est pas loin : si vous êtes une femme, elle est de 64,9 ans et de 62,6 ans si vous êtes un homme, selon les statistiques du ministère de la Santé.

Ces chiffres d'espérance de vie en bonne santé évoluent peu depuis dix ans et représentent une vingtaine d'années d'écart en moyenne par rapport à l'espérance de vie tout court.

Si nous tendons vers une égalité d'accès aux soins, il en va autrement pour l'accès à la santé.

Une autre approche proposée par l'OMS-Bloomberg combine l'espérance de vie en bonne santé (sans incapacité), la lutte contre les principaux facteurs de risques (obésité, alcool, tabac) et les facteurs liés à l'environnement. Résultat : les pays en meilleure santé sont l'Espagne, l'Italie et l'Islande. La France est en 12e position… et les États-Unis en 35e.

Dans la médecine conventionnelle, il y a fort à parier que les progrès seront moins spectaculaires que ceux déjà accomplis. Pour les chercheurs, les deux chantiers majeurs pour les années à venir concernent les cancers et les maladies neurodégénératives.

Mais on peut encore améliorer les choses, et ce « on » vous concerne directement, car vous en êtes l'acteur principal.

L'affaire de chacun : la médecine des modes de vie

On parle là de médecine préventive ou plus précisément du *care* – prendre soin –, qui vient en complément du *cure* ! Les habitudes de vie, longtemps considérées comme marginales ou du moins sous-estimées, ont fini par bénéficier du même type de démarche que la médecine curative.

Première étape, comprendre comment l'activité physique régulière influe sur l'organisme en bonne santé ou malade, comment la nutrition, en augmentant par exemple la part des aliments contenant des fibres, modifie le microbiote, comment le stress chronique est nocif pour le cœur, pourquoi le sommeil est important pour le cerveau ou comment l'apnée du sommeil peut donner de l'hypertension.

Puis les scientifiques ont proposé des questionnaires validés pour faire un état des lieux, un diagnostic de nos habitudes de vie. Objectif : situer nos niveaux de risque pouvant impacter négativement notre santé, et ce au fil des ans.

Enfin, de multiples études scientifiques de qualité ont confirmé l'efficacité et l'intérêt pour la santé des thérapeutiques non médicamenteuses validées, les TNM, appliquées à la nutrition, aux activités physiques, à la gestion du stress et du sommeil. Elles démontrent que certaines stratégies et techniques visant à modifier les habitudes de vie ont un effet positif sur la santé. Ces thérapeutiques à part entière sont recommandées par la Haute Autorité de santé (HAS) comme traitement de fond dans certains contextes. Elles ont la particularité d'être utiles pour les personnes *a priori* en bonne santé ou touchées par certaines maladies chroniques. Ces différentes étapes (impact sur la santé, évaluation, diagnostic et TNM) permettent de parler légitimement de « médecine des modes de vie ».

THÉRAPEUTIQUES NON MÉDICAMENTEUSES ET HAUTE AUTORITÉ DE SANTÉ (HAS)

La Haute Autorité de santé encourage leur utilisation en ces termes : « L'analyse menée par la HAS à la demande de la Direction de la Sécurité sociale (DSS) porte sur le développement de la prescription de thérapeutiques nécessitant une participation active du patient en interaction ou non avec un professionnel spécialisé et faisant l'objet de recommandations de bonnes pratiques dont la validité est reconnue en France. [...] Il importe de promouvoir une conception plus globale de la notion de "traitement", dans laquelle les prises en charge médicamenteuses et non médicamenteuses apparaissent comme complémentaires dans un objectif à la fois curatif et préventif*. » Si, déjà, on mettait en œuvre ces propositions, ce serait un apport considérable pour la santé : une action positive dans laquelle, tous, nous pourrions nous impliquer.

Vous avez dit médecines complémentaires...

Les médecines complémentaires, selon la définition de l'Organisation mondiale de la santé (OMS), regroupent « des approches, des pratiques, des produits de santé et médicaux, qui ne sont pas habituellement considérés comme faisant partie de la médecine conventionnelle ».

Aux États-Unis et au Canada, on appelle cela *Complementary and Alternative Medicine* (CAM), un modèle transposé en Europe en médecines complémentaires et alternatives (MCA).

Phytothérapie, micronutrition, thérapies manuelles (ostéopathie, chiropraxie, physiothérapie, kinésithérapie), hypnose, yoga, méditation, sophrologie, acupuncture, tai-chi sont parmi les plus pratiqués et les plus structurés. Un certain nombre d'études objectivent les indications les plus légitimes.

* HAS, Rapport d'orientation, *Développement de la prescription des thérapeutiques non médicamenteuses validées*, avril 2011.

On peut aussi citer musicothérapie, auriculothérapie, homéopathie, art-thérapie… Des controverses existent encore dans leur pratique.

D'autres apparaissent comme des pratiques, disons incertaines : « caressothérapie », « ronronthérapie » et autres « méditations orgasmiques »… Le risque dans cet univers est de laisser place à des pratiques approximatives et parfois mercantiles, pour ne pas dire exploitées par des charlatans. Ce qui brouille l'image et entache la perception de l'efficacité ou du moins de l'utilité des unes par rapport aux autres…

Quoi qu'il en soit, certaines d'entre elles, comme la médecine traditionnelle chinoise, ou la méditation, ou l'hypnose, sont utilisées et évaluées en milieu hospitalier, à l'Assistance publique-Hôpitaux de Paris par exemple.

Que serais-je sans vous ?

Comment ne pas évoquer celles et ceux que j'ai rencontrés au cours de tous ces entretiens menés dans le secret du cabinet de consultation ? Vous aussi, vous m'avez changé… en bien. Et je vous dois beaucoup dans cette ouverture vers l'approche d'une médecine plus globale. Accepter d'élargir le dialogue au-delà du strict motif de la consultation, de la plainte ou du souhait qui s'exprime facilement, pour livrer un peu plus de ce qui fait votre vie…

Quelques exemples de dialogues qui peuvent surprendre !

« Docteur, je viens vous voir pour ma tension artérielle, elle n'arrête pas d'augmenter et de varier.

– La tension est très variable mais aussi est-ce que vous dormez bien ? Ronflez-vous ? Votre respiration s'arrête-t-elle quand vous dormez ? » (L'apnée du sommeil peut favoriser l'hypertension.)

« Docteur, je souhaiterais faire un bilan de mon cœur, une épreuve d'effort…

– Certes, il y a les facteurs de risques habituels d'encrassement des artères. Mais sur le plan de la sexualité, tout va bien ? Avez-vous des problèmes d'érection ? » (La dysfonction érectile peut être un marqueur de haut risque cardiovasculaire.)

« Docteur, j'ai eu des douleurs, des brûlures terribles au milieu dans la poitrine, comme une crise cardiaque.

– Ah ? Et quelle est votre alimentation ? Aimez-vous la nourriture pimentée ? Le vin et les alcools forts ? » (Le reflux gastro-œsophagien peut simuler une douleur cardiaque.)

« Je suis de plus en plus essoufflée, docteur. Dès que je dois monter un escalier dans le métro, je souffle comme un bœuf… ça doit être les poumons.

– Je vois… Et sur le plan des activités physiques, faites-vous de l'exercice ? Fumez-vous… ? » (L'absence d'activité physique rend pénible l'effort le plus modeste.)

« Je ne trouve plus le sommeil, je dors par petits bouts...
– Et au travail, ça va bien ? Et à la maison ? Rencontrez-vous plus de difficultés que d'habitude ? » (Le stress et les soucis perturbent l'endormissement ou occasionnent des réveils sans retrouver le sommeil.)

On peut penser symptômes ou maladies et prescrire divers examens. Certes, il ne faut pas passer à côté d'une pathologie, mais la maladie n'est pas forcément le scénario le plus fréquent. La consultation se termine encore trop souvent par une ordonnance de médicaments, dans huit cas sur dix.

À l'énoncé des quelques situations ci-dessus, il est clair que les réponses à ces questions, qui touchent à votre vie, qui révèlent des pans de votre intimité, peuvent constituer une partie du diagnostic... et du traitement. Traitement qui n'est pas que médicamenteux ! Vos réponses génèrent déjà une prise de conscience qui, assortie de conseils, peut vous conduire sur le chemin de la guérison.

Les mots pour le dire...

Opposer la médecine conventionnelle, la médecine des modes de vie et les médecines complémentaires validées, n'est-ce pas une perte de chance pour la santé ? Pourquoi ne pas tous aller dans le même sens ? Ce qui est sûr, c'est que le terme de médecines alternatives doit être banni, car ambigu et contre-productif.

La complémentarité de la médecine conventionnelle avec l'évaluation des habitudes de vie, des médecines complémentaires validées et de toutes les approches thérapeutiques englobant votre responsabilité, votre capacité à mobiliser vos ressources propres ont déjà, au risque de vous surprendre, un nom, c'est la médecine intégrative.

Celle-ci est apparue dans les années 1990 aux États-Unis, sous l'impulsion des Drs David Eisenberg et Andrew Weil. Ces praticiens ont travaillé, entre autres, sur l'impact négatif de la sédentarité, d'une alimentation trop riche ou du stress chronique sur la santé et le bien-être en général.

La médecine intégrative conduit à revoir complètement la relation patient-médecin… D'une relation soignant-soigné, on passe à une relation de coopération entre le patient et le médecin. En partant d'un problème de santé donné, le médecin combine diverses pratiques thérapeutiques qui vont s'ajouter et se potentialiser pour soulager et soigner. Il va englober dans son approche le profil du patient, ses convictions, ses envies, ses capacités d'effort… la définition exacte de l'alliance thérapeutique !

Les milieux hospitaliers, tant au Canada qu'en France, s'y intéressent de plus en plus et en font une évaluation objective. Même l'OMS y est allée de sa définition : « La somme totale des connaissances, compétences et pratiques qui reposent sur les théories, croyances et expériences propres à une culture et qui sont utilisées pour maintenir les êtres humains en bonne santé ainsi que pour prévenir, diagnostiquer, traiter et guérir des maladies physiques et mentales. »

Qui dit traitements multidisciplinaires sous-entend un travail d'équipe entre les professionnels de santé bien formés et clairement identifiés qui pratiquent dans les trois domaines : conventionnel, modes de vie et médecine complémentaire.

L'exercice des thérapeutiques non médicamenteuses n'est possible qu'avec des efforts, avec la participation active de chacun. Efforts de la part des médecins, pour vous les proposer, vous les expliquer et vous orienter vers d'autres professionnels de santé à même de vous aider à les appliquer. Mais aussi des efforts de votre part, afin d'évaluer vos habitudes de vie, mettre en œuvre un certain nombre de solutions en fonction de votre façon de vivre et de vos « appétits » personnels, conditions de votre motivation.

Mais je ne suis pas sûr que ce terme de médecine intégrative soit le bon dans nos contrées. On perçoit, certes, la notion « d'intégration de tous les moyens validés », mais cela n'est pas très élégant et reste abscons.

À la suite du Dr Christian Leclerc, fondateur des Laboratoires PiLeJe et souvent visionnaire en matière de santé, qui l'a proposé en premier, j'adopterais volontiers celui de médecine de santé. Le principe ? Permettre l'accès à toute la palette de solutions ayant démontré leur efficacité et/ou leurs bénéfices, associés à une innocuité indispensable (ou la plus optimale), pour prévenir, résoudre ou accompagner au mieux un problème de santé.

On pourrait l'exprimer sous forme d'une équation simple :

Médecine conventionnelle
+ médecine des modes de vie
+ médecines complémentaires validées
= prise en charge personnalisée d'un problème de santé

Parfois un schéma est encore plus éloquent. Pour optimiser la prise en charge d'une maladie, ou de symptômes, ou pour prévenir leurs survenues, ces trois médecines se complètent au mieux pour l'intérêt de la personne.

Cela renvoie bien à la notion de médecine avec un objectif, la santé au sens large, telle qu'elle est définie par l'OMS : « Un état de complet bien-être physique, mental et social [qui] ne consiste pas seulement en une absence de maladie ou d'infirmité. » Médecine de santé, il y a dans ce terme une globalité qui me va bien, et dans son contenu, et dans sa résonance...

LES MÉDECINES AU SERVICE DE LA SANTÉ

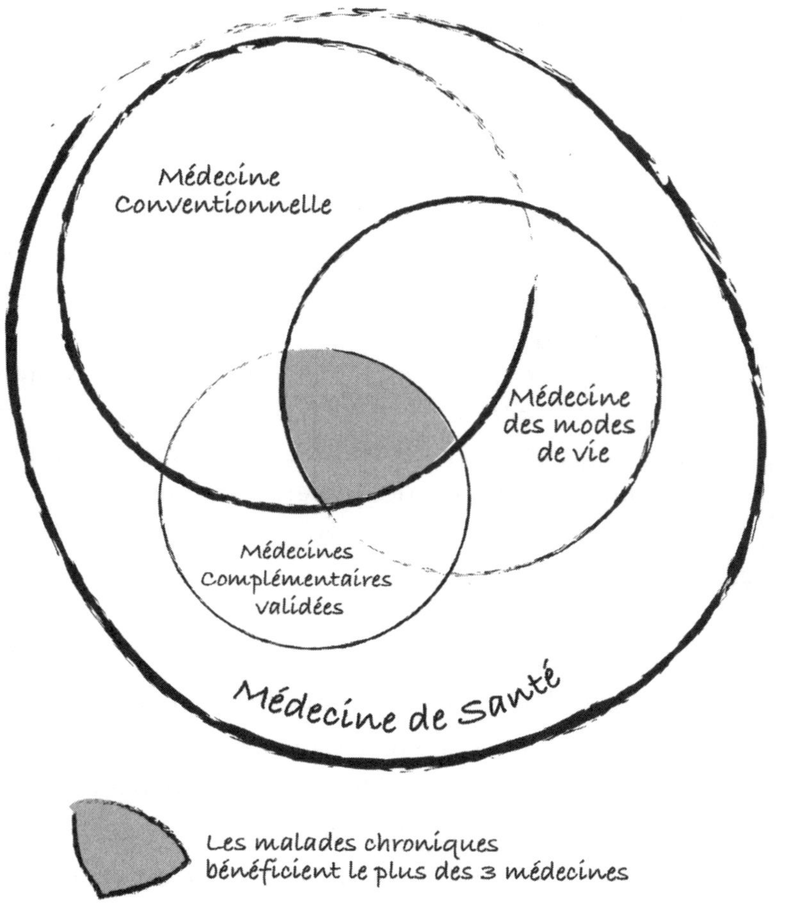

PROPOSITION DE DÉFINITION DE LA MÉDECINE DE SANTÉ

« La médecine de santé est une évolution inéluctable de la médecine. C'est une médecine qui intègre toutes les ressources diagnostiques et thérapeutiques de la médecine conventionnelle, de la médecine des modes de vie (activité physique, nutrition, gestion du stress et du sommeil) et des médecines complémentaires validées. À ce titre, elle s'adresse à chacun, bien portant ou malade.
Elle s'intéresse à l'optimisation du fonctionnement physiologique, aux symptômes précurseurs de la maladie et aux états pathologiques.
La médecine de santé s'inscrit dans le cadre d'une relation personnalisée entre un professionnel de santé et un patient acteur, responsable de ses choix. Elle nécessite une formation initiale et continue des professionnels de santé. »

Consensus d'experts – Groupe de travail Ellasanté

Vous l'avez compris, pour réussir la médecine de santé, il y a deux grands acteurs. La médecine des maladies, c'est l'affaire des chercheurs, des médecins, des professionnels de santé. Changer ses habitudes de vie, choisir d'avoir recours à certaines médecines complémentaires, essayer de prévenir l'apparition des maladies ou leur récidive, c'est avant tout et surtout votre affaire. Prendre soin de vous devient une démarche active qui relève de votre responsabilité, qui dépend de votre volonté. C'est tout l'objet de ce livre.

Pour commencer, acceptez de prendre rendez-vous… avec vous.

Nous sommes une conscience et des pensées, grâce à l'ordinateur le plus performant de la planète : notre cerveau. Les neuroscientifiques le présentent comme un organe majeur, totalement indépendant, qui ne pense qu'à se désolidariser du corps, même si c'est un coéquipier fidèle. Pour bien fonctionner, il a besoin de DHA, une graisse poly-insaturée (quand on arrive au monde, cette graisse de bébé potelé va migrer dans le cerveau), de vitamines, de sels minéraux, d'oligo-éléments, d'oxygène, de mouvement, de respiration. Et il faut s'en occuper pour qu'il reste alerte jusqu'à la fin de notre vie !

Nous avons un autre coéquipier fidèle : le corps qui, avec son intelligence somatique, va essayer coûte que coûte de nous maintenir en vie en dépit de tous les aléas de l'existence. Il est comme un arbre, comme une plante que l'on habiterait, qui nous aide à aller d'un point à un autre.

Tout au long de ce livre, nous allons prendre soin ensemble de ces deux coéquipiers de haut niveau : le cerveau et le corps.

DIX RENDEZ-VOUS… AVEC VOUS !

PREMIER RENDEZ-VOUS : RENDEZ-VOUS DANS DIX ANS !

Pour savoir comment vous vous voyez dans dix ans et y arriver en pleine santé

Voici l'exercice tout simple que je vous propose : réfléchir... devant votre miroir. Vous y arrêter quelques instants pour vous poser, les yeux dans les yeux, quelques questions sur ce qu'est votre vie aujourd'hui et ce qu'elle sera demain.

Je vous invite à vous livrer à un simple état des lieux : il ne s'agit pas de juger si vous faites bien ou mal. Offrez-vous simplement le luxe de prendre conscience de la façon dont vous vivez aujourd'hui.

Cela fait, projetez-vous dans un futur, pas si lointain, pour y voir plus clair sur les conséquences de vos actes. Vous pouvez vous parler franchement, personne n'écoute. « Si je continue à fumer comme un sapeur, je dois m'attendre à… » ou « On m'a expliqué que je risquais telle ou telle maladie, je le sais. Mais aujourd'hui je préfère vivre comme si de rien n'était : je trouve que le jeu en vaut la chandelle ! »

J'avais un ami très cher, médecin, diabétique insulinodépendant, qui a passé sa vie entre les hypo- et les hyperglycémies. Alors qu'il connaissait parfaitement les mesures à prendre pour réguler ces fluctuations, il n'en tenait pas compte. Il le revendiquait haut et fort : « C'est mon choix ! Je préfère de loin vivre cinq ans de moins mais à ma façon, sans contraintes, en me faisant plaisir ! » Ce fut malheureusement le cas, c'est respectable.

En revanche, il ne faudrait pas que vous puissiez un jour dire : « Je ne savais pas. »

C'est votre décision, mais il vous revient de « choisir en toute connaissance de cause ».

En vous projetant dans les dix ans à venir, prenez conscience de l'idéal que vous poursuivez

Facile à lire… je suis d'accord avec vous, s'interroger sur sa propre existence demande un certain effort. Demandez-vous si profiter pleinement de cette « vie dans dix ans » nécessite de prendre des mesures dès aujourd'hui… ou pensez-vous y arriver sans effort particulier ?

Je ne vous parle pas psychanalyse de comptoir. Je parle de prendre conscience de votre relation à votre image, au regard des autres, à la maladie, au temps qui passe... Et de vous interroger sur votre relation avec votre corps : vous y intéressez-vous par souci d'esthétisme ? Ou seulement parce que vous avez envie qu'il vous laisse tranquille sans ce foutu mal au dos ? Ou le négligez-vous en vous disant qu'après tout il se débrouille bien tout seul ? Ou que « prendre dix ans » après tout, c'est la fatalité ?

Ce premier questionnement est l'un des éléments clés de votre motivation, donc de la réussite de votre éventuel changement de comportement.

Quelques pistes pour y parvenir

La bonne image à garder en tête est celle du but que vous vous fixez ! C'est du bon sens, certes !, mais réussir à modifier son comportement implique un prix à payer et l'idée de l'effort à fournir peut rebuter ou décourager. S'offrir une image positive d'un objectif à réaliser reste la plus stimulante des méthodes pour se décider à mettre en place les bonnes mesures.

Autre bonne question : quel prix vais-je devoir payer, si je ne décide pas aujourd'hui de m'occuper de moi ou si je choisis de me laisser aller en continuant à trop boire, à fumer, à trop manger de sucreries et de charcuteries ? On peut imaginer le pire – perclus de douleurs, avec un surpoids franc pour ne pas dire plus, vieilli avant l'âge, ou encore rencontrer un vieux copain dans la rue qui vous dit : « Ah, dis donc, je ne t'avais pas reconnu»... alors que: «Tu n'as pas changé...» est plus agréable à entendre, non?

La motivation passe alors par la redéfinition de l'identité: «Qui ai-je envie d'être demain?» Un «vieux déchet» ou quelqu'un de dynamique (et de regardable)? Qu'est-ce qui m'importe vraiment? Ma qualité de vie? Ma carrière? Ma famille? La valeur dignité a-t-elle un sens pour moi? Et/ou la valeur beauté?

Tout cela, c'est pour mon mari, qui mérite encore d'admirer sa femme, qu'il soit fier de moi quand nous sortons ensemble, ou pour mon amoureuse pour qui je veux rester un homme présentable, qu'elle soit heureuse de montrer à ses copines, mais aussi pour ma famille, pour mes enfants. C'est beaucoup d'amour et, en prime, c'est «pédagogique» de montrer le (bel) exemple! Ne pas se laisser aller, c'est un sacré enjeu. Rester le plus svelte possible avec un moral au beau fixe, autant que faire se peut, est inestimable.

Un exemple simple pour comprendre le chemin à parcourir: on entend souvent des (grands-) parents se plaindre: «Mes (petits-) enfants ne viennent pas me voir, ils ne me téléphonent pas...» Michelle-J. Noël, enseignante en programmation neurolinguistique, spécialiste du développement comportemental et des processus de changement, cite précisément ce cas typique et renverse la part des responsabilités: «C'est votre rôle de grands-parents, votre mission, votre action: il vous revient d'aller vers eux, de leur téléphoner, de leur dire que vous les aimez, de leur montrer que la vieillesse ce n'est pas grave, que l'on peut être belle/beau et intelligent(e) quand on est plus âgé, que l'on peut être utile, que plus on vieillit plus on a de choses à dire et que plus on est intéressant*… » L'amour est là.

SOUVENT ENTENDU !

Il y a sûrement l'un de ces témoignages dans lequel vous vous reconnaîtrez ou qui vous rappellera quelque chose… :
« Je ne consulte jamais, parce que je vais bien – donc je n'ai aucune idée de mon état de santé, mais je n'ai pas besoin d'en savoir plus, je me sens bien. »
« Je fais systématiquement toutes les contrôles conseillés par mon médecin ou par les campagnes de santé publique. »
« Les dents, je sais que c'est important… mais les yeux aussi, car cela peut donner des maux de tête… Je dois faire vérifier mes lunettes, et puis il y a régulièrement des campagnes : si je vois mal, ça peut être un début de glaucome ou de dégénérescence maculaire. »
« Les dépistages cancer du sein et cancer colorectal, j'y réponds toujours parce que je reçois mes petits papiers d'invitation aux examens, et je pense tous les deux ans à mes frottis, côté gynéco. »

* Entretien avec Michelle-J. Noël.

« Je trouve très bien que les campagnes de dépistage existent, mais très peu pour moi ! »
« Je lis tout ce qui est édité sur la santé, je regarde les émissions, je me documente sur Internet. Du coup, j'en sais plus que mon médecin et je suis parfaitement capable de me soigner moi-même… Dès que j'ai un petit pet de travers, je me précipite pour trouver la réponse en ligne. »
« Si j'ai une grippe, ou une gastro-entérite, ou une douleur qui ne passe pas au niveau du talon, là, je suis bien obligée d'aller consulter, parce que ça me gêne dans mon quotidien, mais c'est le service minimum. Généralement on me prescrit un médicament, c'est réglé en trois, quatre jours et d'ailleurs j'arrête toujours mon traitement avant la fin ! »
« On m'a découvert un diabète (un asthme, une hypertension, une maladie inflammatoire du tube digestif, une maladie cardiaque, un problème de prostate, une insuffisance rénale…). Je suis sous haute surveillance, puisque je suis pris en charge par un spécialiste que je vois régulièrement. »

Quelle est votre relation à la santé ?

Si vous n'avez jamais côtoyé la maladie ou si vous avez dans votre entourage un cancer et deux infarctus, vous ne vous sentirez pas concerné de la même façon. Il y a surtout l'attitude que l'on a consciemment ou inconsciemment vis-à-vis de la maladie. On peut schématiquement se situer dans trois perceptions.

« Je suis hypocondriaque et j'ai toutes les maladies ! »

Si c'est votre cas, vous avez une nette tendance à transformer un symptôme banal en maladie gravissime… Prendre soin de sa santé est dans votre ADN ! C'est ce qu'assument certaines personnes comme Michel Drucker qui, en toute conscience, sont prêtes à tout expérimenter, à tester tous les médecins, toutes les techniques, toutes les méthodes pour ne se priver d'aucune hypothétique thérapie préventive. Mais à côté de cela, quel bel exemple de rendez-vous avec soi-même, honoré et réussi !

Le danger, c'est de passer à côté d'une vraie maladie.

Nous étions de nombreux médecins à Paris à avoir reçu, en urgence toujours, la même patiente qui se plaignait de douleurs dans la poitrine. Elle avait subi d'innombrables examens – « dans les limites de la normale », selon l'expression consacrée – mais, de consultation en consultation, tous les résultats confirmaient que l'on était face à un magnifique cas d'hypocondrie… jusqu'au jour où elle a fait un authentique infarctus !

À l'autre extrême : « Je me moque royalement de la maladie. Ça ne me fait pas peur. »

Discours type du déni : « Se préoccuper de sa santé, c'est pour les autres, c'est même très bien mais, pour ma part, tout va bien. Je me déciderai éventuellement à consulter quand je ressentirai une douleur. D'ici là, je ne vois pas l'intérêt de m'occuper de moi, je n'ai besoin de rien ! »

Ou très proche : « Je ne sais pas de quoi vous me parlez, en tout cas, je ne suis pas concerné ! » Alors que justement rien ne vous ferait plus peur… que de tomber malade !

Vous êtes face à vous. À quoi servirait-il de tricher ? Vous vous devez d'être totalement honnête.

Et la zone du juste milieu : « J'aimerais faire des choses pour ma santé... mais quoi ? »

C'est la majorité d'entre nous. Sauf que si l'on n'a pas les bons outils et que l'on ne sait pas où chercher, on peut faire fausse route. Les tentations et les pièges sont nombreux, en particulier sur Internet. Que faire ? Prendre des compléments alimentaires, marcher mais comment ? Se fier à une montre connectée, préférer systématiquement le bio, s'aventurer dans le végan, tout miser sur la méditation ?

Au-delà de vos envies, il paraît judicieux de prendre l'avis d'un professionnel de santé comme votre médecin traitant. Faut-il faire un bilan et lequel ? Et surtout confronter vos avis sur ce qui peut être bon pour votre santé.

Une chose est sûre : la vie est une mosaïque merveilleuse, il suffit de choisir les bonnes couleurs. Un comportement de vie similaire sur deux terrains différents peut n'avoir aucune conséquence ou déclencher une maladie. On me cite toujours le même type d'exemples : « Depuis vingt ans mon beau-frère ne mange quasiment que des pizzas ou des kebabs, il ne pratique aucune activité physique et il fume ! Il a pourtant l'air en pleine forme et moi qui fais attention à tout, je viens de faire un infarctus ! » ou « J'ai développé un cancer du poumon alors que je n'ai jamais fumé ».

Une « histoire de chasse », un cas unique, ne fait pas la règle. Les études ne sont là que pour donner la plus forte probabilité et il y aura toujours des exceptions dont vous ne faites peut-être pas partie.

Mais prendre le temps de faire un état des lieux, un bilan objectif, quel que soit votre profil, et faire quelques réglages, c'est mettre toutes les chances de votre côté.

Au fait… quel âge a votre santé ?

« Avoir l'âge de ses artères » : une expression qui a pris un coup de vieux ? Pas tant que ça !

Parce qu'il peut y avoir une vraie différence entre l'âge que nous donne l'état civil, celui qu'a réellement notre corps et celui que l'on a dans la tête.

Comme pour les températures ressenties, nous avons tous un « âge subjectif » : sept personnes sur dix ont l'impression d'être plus jeunes qu'elles ne le sont réellement.

C'est le résultat d'une étude sérieuse américaine menée par les universités du Minnesota et de Stanford, portant sur 500 000 personnes.

Jusqu'à 30 ans, on est raccord avec son âge réel. C'est ensuite que le décalage s'installe et, à partir de 50 ans, la plupart des sondés se vivent avec dix ans de moins. De quoi donner presque raison à Florence Foresti : « 50 ans, c'est l'adolescence avec une carte bleue ! »

L'impression persiste jusqu'à l'âge de 80 ans, où la réalité finit par reprendre ses droits.

Quant à la notion de vieillesse, elle fluctue en fonction de l'âge que l'on a : plus on est vieux, plus on en repousse le seuil. À 20 ans, on estime que la vieillesse commence à 60 ans mais, quand on arrive à cet âge-là, on considère qu'on est vieux après 70 ans.

Et puis il y a le compteur biologique, il peut tourner plus ou moins vite dans la réalité de nos organes. On peut souffler ses 40 bougies en se sentant encore trentenaire... mais avoir vingt ans de plus en termes de risque cardiaque. Heureusement, l'inverse est vrai aussi et on peut avoir un cœur de 30 ans tout en avouant le double sur sa carte d'identité.

Cela fait partie des injustices, liées en partie au terrain génétique – mais aussi à l'éducation que l'on a reçue, à l'environnement et aux aspects socio-économiques de notre vie... auxquels on ne peut pas forcément grand-chose ! Mais il y a aussi nos modes de vie qui peuvent freiner ou accélérer l'âge de nos artères !

Cette différence invisible quand on vous regarde est liée à la grande tolérance de notre usine intérieure. L'organisme fonctionne en permanence dans ce « silence des organes » – à quelques gargouillis près – qui donne l'impression que tout va bien... La nature est tellement bien faite, avec une telle finesse de régulations et d'adaptations, que notre organisme a un degré de tolérance énorme. Même s'ils sont sollicités pendant des années avec de mauvaises habitudes de vie, nos organes vont s'arranger pour compenser, pour faire comme si tout fonctionnait parfaitement.

Mais l'usine tourne, vite, très vite, parfois trop vite, jusqu'à l'éventualité d'un burn-out d'organes (au sens littéral d'épuisement pour cause de surcharge de travail !), tandis que d'autres, plus fragiles, travaillent avec leur béquille tant qu'ils le peuvent. Ils tiennent, ils tiennent bon... jusqu'au moment où, à force de subir, la béquille se casse. C'est là que les symptômes vont devenir visibles et que la maladie va sortir du bois.

Cette phase sans symptômes, où l'on a l'impression que tout ne va pas si mal, est précisément celle où l'on est le plus « rentable », où l'on fait le meilleur investissement en capital santé, en faisant un bilan adapté et en réévaluant sa façon de vivre.

Points forts à retenir

Imaginer ce que vous voulez être dans dix ans : qu'ai-je envie d'être demain ?

Visualiser l'image positive de vous dans dix ans pour vous donner l'énergie de le faire...

Prendre conscience de sa relation à la santé, du prix à payer si l'on ne fait rien, et pouvoir l'assumer.

Évaluer l'âge de votre santé (60 ans alors que vous en avez 45) ! Le silence des organes est un piège.

DEUXIÈME RENDEZ-VOUS : VOUS ET LA SCIENCE

Les antécédents : famille, je vous ai...me

D'où venons-nous ? Nous limiterons cette question existentielle aux antécédents de santé de la famille. On parle volontiers d'héritage, de terrain familial. Mais jusqu'où cela va-t-il dessiner notre propre santé ?

Antécédents et terrain familial

La notion de terrain familial, de maladies des parents, oncles, tantes, frères et sœurs, est très importante. Pas évident quand on veut remonter du côté des ascendants, car, chez nos « ancêtres », on ne parlait pas forcément de ces choses-là ! Les maladies ne portaient pas toujours les mêmes noms, ou étaient inconnues.

Lorsque je pose la question en consultation : « Et du côté de vos parents, il y a des problèmes de santé ? », si la réponse est négative, je pousse toujours un peu plus loin : « Ils vous parlaient de leur état de santé ? Ils vous disaient pourquoi ils prenaient des comprimés ? » Un patient sur deux me répond : « Ah non, dans ma famille, on ne parle pas de santé ! »

Le fait d'évoquer un « terrain génétique » n'est pas totalement erroné, mais il n'existe en fait qu'un nombre limité de maladies qui soient réellement à transmission génétique comme la mucoviscidose ou la trisomie 21. Elles découlent d'une modification, d'une mutation, d'une erreur au niveau d'un gène précis qui se traduit par un dérèglement de toute une chaîne de réactions.

La plupart des maladies (chroniques) ont quand même une composante génétique mais qui impliquent plusieurs gènes. Ce qui explique qu'un diagnostic direct à partir du génome est impossible.

C'est pourquoi explorer l'histoire de la santé familiale peut s'avérer utile. Un exemple : si vous avez un ou deux diabétiques dans votre famille, vous courez plus de risques de développer un diabète que la moyenne. Dans ce cas, plutôt que d'aller chercher du côté du dépistage du cancer du côlon (qui n'a jamais touché vos proches), il sera plus pertinent de mesurer votre glycémie tous les deux ans… Un risque auquel vous serez probablement génétiquement prédisposé et qui s'exprimera d'autant plus que vous mangez beaucoup de sucre.

D'autres éléments de réponse sont importants pour mieux cerner vos risques personnels et connaître les examens les plus judicieux dans votre cas. Une mort subite qui se produirait dans une famille, chez un homme de moins de 40 ans ou une femme de moins 50 ans, ou une maladie cardiovasculaire précoce seraient des signaux d'alerte. Car l'âge change évidemment tout : un infarctus à 81 ans reste un infarctus, mais n'a pas le même poids que s'il survient chez une femme de moins de 55 ans ou chez un homme de moins de 45 ans.

À un terrain prédisposé, du fait de la fréquence d'une maladie dans la famille, s'ajoute un possible mimétisme de comportements. Si l'on a des parents diabétiques, on aura parfois tendance à reproduire le mode de vie et d'alimentation qui les a conduits au diabète... et s'y exposer doublement.

Et vous, avez-vous été malade ?

Votre historique de santé devrait se retrouver aujourd'hui dans le DMP, le dossier médical partagé. Cela fait si longtemps que le monde de la santé et les patients l'attendaient. Je vous encourage très vivement à ouvrir le vôtre (www.dmp.fr) si ce n'est déjà fait. Et à le nourrir, avec vos médecins, des informations que vous souhaitez partager.

Toute démarche de santé commence par vos antécédents médicaux ; je ne parle pas de rhume ou de gastro-entérite, mais de maladies plus importantes : diabète, allergie, angine de poitrine, cancer du sein, opérations chirurgicales, etc. Il est important de bien préciser la nature de ces maladies, l'âge de début, les examens déjà pratiqués, les traitements et leur tolérance (allergies éventuelles). On comprend vite que la traçabilité du DMP est irremplaçable.

Tout cela fait partie de la démarche classique pour évaluer la santé de la famille et la vôtre… Mais il faut aller plus loin : vos habitudes de vie, tabac, alcool, ce que vous mangez, vos activités physiques, votre niveau de stress, la qualité de votre sommeil… tout cela va éclairer différemment votre état de santé.

Prendre en compte l'épigénétique

Qu'est-ce que l'épigénétique ? Pour être simple, disons que la génétique s'intéresse à l'étude des gènes alors que l'épigénétique prend en considération les modifications que notre environnement peut induire sur les gènes et leurs productions de protéines dans la vie de nos cellules.

J'espère que je ne vous saperai pas trop le moral à chaque évocation de l'importance de votre quotidien sur votre santé. Cela n'a d'ailleurs rien de déprimant, au contraire, c'est stimulant, car il ne s'agit, le plus souvent, que de petits réglages dans notre façon de vivre pour garder santé et bien-être.

Nous connaissons tous la notion de carte d'identité génétique (merci, maman, merci, papa !), qui repose sur environ 25 000 gènes dans chaque cellule. Mais ce qui est inscrit sur ces gènes va s'exprimer de très nombreuses façons et être modulé par des facteurs extérieurs. C'est l'épigénétique ou l'art de modifier l'expression des gènes en la facilitant ou en l'empêchant. En d'autres termes, un gène commande la production de différentes protéines pour faire fonctionner un groupe de cellules, afin qu'elles se spécialisent au cours du développement ou ajustent leur activité à la situation : c'est cela, l'expression du gène. Cette chaîne de production peut être modulée, accélérée, partiellement freinée. Les spécialistes utilisent des adjectifs imagés : un gène peut être actif ou inactif, allumé ou éteint, exprimé ou réprimé. Il est aujourd'hui démontré que certains maillons de la chaîne sont modifiés par l'environnement au sens large : pollution, tabac, pesticides, stress, alimentation… Ce sont donc différentes lectures d'un même code génétique.

Prenons le cas des patrimoines génétiques identiques de vrais jumeaux. Les deux vont évoluer différemment en fonction de leur environnement respectif, et leur santé aussi, en fonction de l'alimentation, du stress – autant d'habitudes de vie qui peuvent modifier les cellules et donc la vie des organes en les entraînant (ou non) vers des maladies –, mais qui peuvent aussi modifier l'expression des gènes. Autre exemple, d'un œuf de tortue peut sortir un bébé tortue mâle ou femelle selon la température du lieu. Même si le sexe est déterminé par la combinaison chromosomique (génétique), un mécanisme supplémentaire peut entrer en ligne de compte (épigénétique) : une fois les œufs pondus dans le sable, et durant la période d'incubation, la température basse du lieu favorise la naissance de mâles tandis qu'un environnement à température élevée favorisera des femelles.

Il est intéressant de constater que ces différentes modifications peuvent être transitoires et donc réversibles si l'on touche à l'environnement. Mais certaines peuvent persister, même si l'on modifie les signaux dudit environnement. Plus gênant, elles seraient transmissibles à vos enfants alors qu'elles n'altèrent pas le matériel génétique ! C'est bien démontré pour les plantes, ou certains animaux, mais plus complexe à prouver chez l'homme, bien que hautement probable selon les chercheurs.

Nous pouvons en conclure que, rien n'étant écrit définitivement, vous pouvez intervenir positivement sur votre devenir-santé en modifiant des habitudes de vie « nocives ».

Je reprends volontiers cette image souvent utilisée : si le chromosome est la bande magnétique d'une cassette audio (eh oui !) et que chaque gène correspond à une piste enregistrée sur la bande, les modifications épigénétiques sont des morceaux de ruban adhésif repositionnables qui vont masquer ou démasquer certaines pistes, les rendant illisibles ou lisibles.

Cette empreinte épigénétique se retrouve dans l'impact d'événements tragiques, comme l'histoire d'une future maman ayant vécu le 11 septembre à New York et dont le bébé est né avec un très fort taux de cortisol, l'hormone du stress. On la détecte aussi dans les traces de stress post-traumatique chez des enfants nés deux générations après la Shoah que leurs grands-parents ont vécue…

Plus concret encore, il est désormais largement admis que des modifications épigénétiques contribuent au développement et à la progression de maladies, en particulier les cancers. Ce serait au moment des divisions cellulaires et de leur spécialisation dans une fonction particulière que les interférences épigénétiques favoriseraient la transformation des cellules saines en cellules cancéreuses. Les études montrent qu'un apport de vitamine D, une consommation régulière de fruits et légumes, d'oméga-3 et une activité physique constante peuvent diminuer de 30 % les risques de cancer.

L'un des gènes de l'obésité resterait en sommeil si l'on bougeait suffisamment : le risque pourrait même être réduit de 200 % si l'on pratiquait une activité physique !

On peut jouer positivement sur les gènes impliqués dans l'infarctus si l'on associe un régime méditerranéen, pas de tabac, une consommation d'alcool modérée, une activité physique régulière et un contrôle de la graisse abdominale en plus des actions directes positives sur les artères, tout cela sans vivre en ermite !

La pollution va avoir également un impact sur la santé, en modifiant par exemple les artères, en altérant la souplesse des parois… Les particules fines sont toxiques au niveau des poumons, mais ont aussi la capacité de modifier l'expression des gènes. Autre exemple, le bisphénol, molécule utilisée dans la fabrication de résines plastiques, peut avoir une action délétère sur la spermatogenèse.

CONNAISSEZ-VOUS L'EXPOSOME ?

Ce concept, assez récent, rassemble la totalité des expositions aux facteurs environnementaux que subit un organisme humain dès sa conception, et même avant. Votre mère était fumeuse ? Eh bien, vos enfants auront plus de risques de développer de l'asthme, même si vous n'avez vous-même jamais touché un paquet de cigarettes…

Le sujet est incroyablement vaste. En plus de tous les contaminants qui nous entourent (pesticides, perturbateurs endocriniens, métaux…), il englobe les facteurs comportementaux (addictions, nutrition, stress…) et environnementaux (bruit, particules fines, pollution lumineuse…).

Inutile pour autant de vous inquiéter. Regarder l'exposome de façon individuelle n'a pas vraiment de sens. Il s'agit pour les chercheurs de découvrir de nouvelles interactions entre l'environnement et la santé. Un travail de (très) longue haleine pour expliquer pourquoi telle ou telle région recense plus de cancers du sein, moins de diabète, davantage de maladies cardiovasculaires… avec l'ambition d'améliorer la prévention à l'échelle locale.

Pas surprenant que des études épidémiologiques récentes (Centre international de recherche sur le cancer de Lyon, CIRC) confirment que 40 % des cancers pourraient être évités (un peu plus de deux cancers sur cinq, ce n'est pas rien) en restant vigilant sur notre environnement et en évitant des modes de vie néfastes (tabac, alcool, malbouffe, sédentarité…). Nous avons tous entendu ces messages de prévention un nombre incalculable de fois, ils sont évidents et ne dépendent que de nous ! Objectif : abaisser drastiquement le nombre de cancers en France.

Le rôle de l'épigénétique est également fortement suspecté dans le développement et la progression des maladies neurodégénératives (Alzheimer, Parkinson, sclérose latérale amyotrophique, Huntington…) ou métaboliques (obésité, diabète de type 2…). Il faut préciser que si ces dernières augmentent avec l'âge, ce n'est pas l'âge le facteur de risque principal mais les modes de vie, et c'est en cela que ces maladies sont en partie évitables. Pour les maladies neurodégénératives le rôle de l'âge est beaucoup plus important.

Autre voie de recherche sur l'espérance de vie, les travaux sur les télomères. Ce sont les extrémités des chromosomes. Leur longueur définit la durée de vie de celui-ci et donc globalement l'espérance de vie. En d'autres termes, sa taille est un indicateur de longévité : quand on a des télomères normaux, on est programmé pour vivre jusqu'à 110 ou 120 ans !

Si avec l'âge tous les télomères raccourcissent naturellement, des facteurs externes vont interférer et accélérer le vieillissement. À chaque division de cellules, des éléments environnementaux négatifs font que l'on peut perdre un morceau de télomère.

Des travaux menés par les Prs Blackburn et Epel, même si ce type d'étude est plus difficile à mener chez l'homme que chez les animaux, ont montré que le stress chronique pouvait diminuer la longueur de certains chromosomes. Donc, le stress chronique amputerait d'autant notre espérance de vie. Il en serait de même avec les dépressions prolongées de plus de dix mois, le tabac également au long cours, l'obésité en poire (graisse sur les hanches, plutôt les femmes), ainsi que le manque de sommeil et les troubles du sommeil sur plusieurs années. Ce qui confirme une fois de plus que vos comportements de vie vont avoir un impact sur votre devenir… et que l'environnement que vous vous créez participe à votre évolution de vie ! Il est d'ailleurs proposé, sur Internet, des tests américains pour analyser vos télomères et prédire votre durée de vie, sans tenir compte de tout ce qui peut vous arriver et qui est, par définition, imprévisible !

Même les modes de vie, juste avant la fécondation et pendant que le fœtus est encore dans le ventre de sa maman, pourraient faire le lit de maladies chroniques plus tard, à l'âge adulte, en fragilisant certains organes au moment de leur formation. À tel point que des maternités proposent désormais une consultation de prévention en santé environnementale pendant la grossesse.

Si, après tout cela, vous n'êtes pas convaincu que les habitudes de vie méritent une médecine, une évaluation et des solutions pour corriger les petites erreurs, resserrer un peu quelques boulons... c'est votre choix et on ne peut que le respecter.

Prévention et dépistage

La prévention

Elle recouvre des actions globales destinées à corriger, infléchir, modifier des comportements qui pourraient devenir des facteurs de risques. Elle balaie tout ce qui peut influer sur la santé : comportements et modes de vie, symptômes et signaux évoquant une possible maladie. Elle rassemble tout ce qui peut concourir, dans la prise en charge de la santé, à retarder l'arrivée de la maladie, à diminuer sa gravité ou à faire que, même si elle est là, tout se passe le moins mal possible.

Une fois ces informations en main, vous n'aurez peut-être pas forcément résolu le problème de la maladie, mais vous saurez être plus attentif dans tel ou tel domaine.

Option 1 : Je vais bien... et je n'ai pas un profil à risque.

Option 2 : Je vais bien... mais le terrain est peut-être miné (mon père a fait un infarctus à 45 ans, son frère a été victime d'une mort subite à 40 ans, ou encore il y a un diabète, un cancer du côlon ou du col utérin dans la famille...).

En procédant à des examens simples – comme vérifier le sucre et le cholestérol –, en allant à la pêche, judicieusement, pour recueillir ces précieuses informations, on est à même d'éviter ou de retarder certaines déviations de la bonne santé.

Autre exemple, la vaccination : vous êtes plutôt pour ou carrément contre ?

Quelle que soit votre position, il n'est pas question de jugement de valeur. Si vous acceptez la notion de vaccination, c'est que vous croyez que l'on peut se protéger, même si des risques, faibles, existent. Encore une fois, la vie est un risque permanent, et rien que le fait de traverser la rue en est un. En vous faisant vacciner, vous et vos enfants, vous considérez que c'est un progrès indéniable. C'est aussi la preuve que vous avez conscience de faire partie d'une collectivité et que vous pouvez contribuer, de cette façon, à empêcher la transmission des maladies. Car se faire vacciner... c'est aussi protéger les autres !

L'OMS décrit trois niveaux de prévention :

- la prévention primaire : éducation, communication, information... toutes les campagnes de sensibilisation des populations en amont de l'apparition de la maladie. Le postulat de base : « Je ne suis pas malade, mais j'essaie de mettre en place un certain nombre de corrections par rapport à des habitudes qui deviendraient des facteurs de risques susceptibles d'induire ou d'accélérer une maladie » ;
- la prévention secondaire : dépistage et premiers traitements quand les symptômes de début de maladie s'expriment ;
- la prévention tertiaire en aval de la maladie, pour éviter, retarder les rechutes et améliorer la qualité de vie avec la maladie.

ET SI LA PRÉVENTION ÉTAIT LA PANACÉE ?

Un clin d'œil à la mythologie grecque : Panacée et Hygée sont deux déesses sœurs – peut-être pas ennemies mais en tout cas rivales – auxquelles les médecins d'aujourd'hui continuent à prêter allégeance lorsqu'ils prononcent le serment d'Hippocrate.
La belle Panacée, comme son nom (devenu commun) l'indique, grâce à sa science des plantes, est la patronne de la médecine curative et de la quête du médicament parfait.
À l'opposé d'Hygée, symbole de la croyance en la vie et en l'ordre naturel des choses, qui savait indiquer à chacun

comment se nourrir. Sa façon à elle d'alléger la tâche de leur cher papa – Asclépios, dieu de la Médecine : une bonne hygiène (tiens, tiens !) de vie, une bonne alimentation... quelle meilleure définition de la prévention ?
Le monde tourne toujours autour de ces deux pôles : la médecine conventionnelle curative et les médecines holistiques (qui tiennent compte dans sa globalité de l'être humain), comme l'ayurvédique (importance de l'harmonie entre le corps et l'esprit) et la chinoise (équilibre énergétique), qui sont les piliers d'une approche universelle de l'autoguérison par anticipation.
Tandis que les Asiatiques sont en train de virer leur cuti et se passionner pour la médecine organique, l'Occident, qui s'est longtemps exclusivement rangé sous la bannière du tout-curatif, est en train de (re)découvrir les vertus de la médecine systémique... et préventive.

Le dépistage

Il regroupe des examens spécifiques destinés à détecter une maladie à son tout début, avant même les premiers symptômes, alors que vous ne vous plaigniez de rien, ou presque. Certes, on peut toujours trouver quelque chose, mais c'est le but, et il faut le positiver, car de toute façon la maladie s'exprimera plus tard (parfois des années après). Que l'on ait choisi de faire l'autruche ou non !

Plus le diagnostic sera précoce, plus l'avenir sera rose : c'est le cas pour le cancer du sein, le cancer colorectal ou le cancer de la prostate. Attaquer la maladie dès son plus jeune âge permet en effet des mesures de suivi, voire des mesures curatives, qui laissent espérer un très bon pronostic. Alors comment expliquer le trop faible taux de participation aux campagnes de dépistage ?

Attention ! Le dépistage, ce n'est pas faire passer systématiquement à tout le monde les mêmes examens. Il y a des profils, des circonstances d'âge, de famille, de modes de vie qui permettent une meilleure « rentabilité ». Un vilain mot, mais qui dit bien ce qu'il veut dire : le dépistage doit être adapté pour être le plus efficace possible !

Un bon exemple, le programme « classique » de dépistage de cancer du sein ne propose la mammographie que de 50 à 74 ans si vous n'avez ni symptôme ni facteur de risque particulier. Mais si votre mère et une de vos cousines ont eu un cancer du sein, il est clair que, même à partir de 40 ans, ce sera plus prudent d'en faire une.

Voyons quelques exemples de dépistages. Ils ont le double mérite d'exister et d'être pris en charge par notre système de santé : vous les connaissez *a priori*… Pratiqués dans les délais recommandés, ils ont pour vos enfants et pour vous-même le mérite de montrer que vous prenez globalement soin de votre vie et que vous êtes pleinement acteur de votre santé.

Une dent contre les dentistes ?

À quand remonte votre dernier contrôle dentaire ? On attend trop souvent d'avoir mal pour consulter !

Au-delà du fait d'éviter la punition des caries, abcès et autres rages de dents – sans oublier le détartrage, obligation esthétique autant qu'hygiénique –, le bilan annuel s'impose.

La visite chez votre dentiste va bien au-delà des soins de la cavité buccale. Elle joue un rôle capital dans le dépistage et la prévention de certaines maladies qui interagissent avec la bouche et la gorge (diabète, maladies cardiovasculaires, troubles alimentaires, apnée du sommeil, cancers…). Chaque année, on diagnostique 7 500 nouveaux cas de cancer de la cavité buccale. Or, on connaît les facteurs de risques qui invitent à chercher des lésions précancéreuses, ce qui, là aussi, améliore le pronostic. Encore faut-il avoir montré sa bouche… car malheureusement, dans 70 % des cas, ces cancers sont découverts à des stades très avancés.

Attention les yeux…

Vous n'avez aucune visibilité sur la date de votre dernier contrôle ophtalmologique ? Et vous avez plus de 50 ans ? Vous avez des maux de tête inexpliqués ? Il serait peut-être prudent de retourner consulter. La vue se modifie souvent très lentement et s'adapte… plus ou moins ! Rien ne vaut un contrôle pour… y voir plus clair.

Ainsi, la pression dans l'œil, en augmentant sournoisement, peut aboutir à un glaucome et risquer d'altérer sérieusement votre vision. Une simple prise de tension dans l'œil (qui n'a rien à voir avec la tension artérielle) permet de le savoir.

Et puis ce fameux cristallin qui, en s'opacifiant, peut diminuer l'acuité visuelle : vous aurez reconnu les symptômes de la cataracte, qui s'opère très facilement aujourd'hui.

Enfin, vous pouvez percevoir des déformations des lignes droites, qui apparaissent comme ondulées, et une tache noire ou grise devant l'œil, pouvant gêner la vision centrale. Chez les personnes âgées de plus de 65 ans, la dégénérescence maculaire liée à l'âge (DMLA) est la première cause de cécité en Occident. En France, 1,25 million de personnes seraient atteintes de DMLA.

Il est recommandé d'effectuer un examen ophtalmologique tous les deux ans, entre 45 ans et 55 ans, puis tous les ans après 55 ans, afin de révéler une DMLA ou d'autres maladies oculaires qui évoluent en silence.

Et si ça chauffe pour les oreilles ?

L'audition reste le parent pauvre du dépistage, car, là aussi, on s'habitue, on compose… et l'image du sonotone comme signe extérieur de l'âge y est pour beaucoup. Or, le fait de mal entendre est l'un des plus cruels et des plus pernicieux facteurs d'isolement, altérant la vie sociale en vous coupant des autres.

Au moindre doute, surtout si, dans la famille, la baisse d'acuité auditive est connue et est survenue relativement tôt, un audiogramme, examen facile et très précis, est hautement recommandé.

Côté cancer : les dépistages au féminin

Le dépistage du cancer du sein : si vous avez entre 50 et 74 ans et aucun symptôme, ni aucun facteur de risque autre que l'âge, une mammographie tous les deux ans avec examen clinique, complétée si nécessaire par une échographie, est recommandée. Le taux de participation de la population concernée plafonne depuis trois ans : à peine une femme sur deux y a recours alors que l'objectif est à 70 % de participation.

Quant au frottis de dépistage du cancer du col de l'utérus, il est recommandé chez les femmes âgées de 25 à 65 ans tous les trois ans après deux premiers tests de dépistage normaux effectués à un an d'intervalle.

De nombreux scores existent afin de vous renseigner, à partir des antécédents dans votre famille, sur votre niveau de risque. Par exemple le score d'Eisinger :

Antécédents familiaux	Niveau de risque
Mutation BRCA 1 ou 2* identifié dans la famille	5
Cancer du sein chez une femme < 30 ans	4
Cancer du sein chez une femme entre 30 et 39 ans	3
Cancer du sein chez une femme entre 40 et 49 ans	2
Cancer du sein chez une femme entre 50 et 59 ans	1
Cancer du sein chez l'homme	4
Cancer de l'ovaire	3

* BRCA 1 ou 2 : mutation anormale des gènes BRCA1 et BRCA2 qui touche une minorité de patientes, mais c'est un facteur de risque très important d'avoir un cancer du sein.

Faites l'addition : si vous obtenez un total de 3 ou plus, une consultation spécialisée est nécessaire. Si vous êtes en dessous de 3, vous relevez du dépistage organisé.

Pour compléter la notion de famille qui peut être floue, l'Institut national du cancer (Inca) donne des précisions quant aux degrés de parenté dans le cas du cancer du sein.

« De manière générale, les études montrent que :

- lorsque c'est une parente au premier degré (la mère, la sœur ou la fille) qui a déjà eu un cancer du sein, en particulier si le diagnostic a été posé à un âge jeune (avant 50 ans) avant la ménopause, le risque d'être atteint de ce type de cancer est environ deux fois plus élevé ;
- lorsque ce sont des parentes au second degré (comme une grand-mère, une tante ou une nièce, d'un côté ou l'autre de la famille) qui ont déjà été atteintes du cancer du sein, ce risque augmente légèrement.

Ces études précisent par ailleurs que le risque de développer un cancer du sein augmente d'autant plus que :

- une parente au premier degré a été atteinte d'un cancer dans les deux seins (cancer du sein bilatéral) avant la ménopause ;
- deux membres de la famille ou plus ont été atteintes d'un cancer du côlon ou de l'ovaire ;
- une parente a été atteinte d'un cancer du sein et d'un cancer de l'ovaire ou de plusieurs cancers différents ;
- un parent de sexe masculin a été atteint du cancer du sein. »

On peut aussi évaluer ses niveaux de risque pour ces deux cancers de la femme (sein et col de l'utérus) sur le site de l'Institut national du cancer.

Pour en savoir plus :

Institut national du cancer : www.e-cancer.fr

Côté cancer : le dépistage au masculin, le dilemme de la prostate

La prostate, organe discret, fait surtout parler d'elle lorsqu'elle est malade. C'est le plus fréquent des cancers masculins.

Le test de dépistage pourrait consister à mesurer le taux d'antigène spécifique prostatique (PSA) qu'elle secrète. Mais le débat n'est pas tranché sur ce dosage, même s'il existe un lien entre augmentation franche du taux de PSA et risque de cancer. Cette augmentation n'est pas propre au cancer de la prostate, car elle peut aussi survenir après une éjaculation, à la suite d'une infection urinaire ou à cause de la pratique assidue du vélo. Il peut être proposé, de façon individuelle mais pas en dépistage de masse, s'il existe des facteurs de risques, comme l'âge et des antécédents familiaux.

L'association du dosage du PSA avec le toucher rectal (TR) est la plus performante. Le toucher rectal permet de détecter des cancers de la zone périphérique et, en cas d'induration suspecte, une échographie, voire une IRM et des biopsies prostatiques sont recommandées, quelle que soit la valeur du PSA. Cette prudence à affirmer le diagnostic est légitime compte tenu de l'évolution le plus souvent lente de la tumeur. Même si le diagnostic est posé, cela ne signifie pas pour autant que vous allez être traité. Et c'est bien l'ambiguïté du dosage du PSA et de la conduite à tenir. Le cancer de la prostate est celui que l'on opère le moins, à cause de l'âge avancé auquel il survient le plus souvent et de la lenteur de son évolution.

Bien plus fréquent, surtout après 50 ans : l'adénome de la prostate, un gonflement qui entraîne un inconfort et le besoin d'uriner plus souvent, notamment la nuit, ou la prostatite, comparable à la cystite de la femme dans sa forme aiguë. Sans prise en charge adaptée, cette dernière peut devenir chronique et très difficile à traiter.

En cas d'adénome, pas besoin d'uriner avant d'en avoir envie, « au cas où ». Au contraire, si l'envie se présente, il faut penser à autre chose, comme compter à l'envers à partir de 100. En quelques secondes, l'envie disparaît. Ensuite, on est libre d'aller aux toilettes au moment voulu. Contre l'adénome, l'activité physique est très bénéfique ainsi que la lutte contre le surpoids.

Pour en savoir plus :

Institut national du cancer : www.e-cancer.fr

20 ÉJACULATIONS PAR MOIS = DEUX FOIS MOINS DE RISQUE DE CANCER DE LA PROSTATE !

Un objectif ambitieux, mais d'une efficacité prouvée... Autant que le fait de remplacer la viande rouge par des poissons gras, riches en oméga-3, de manger davantage de légumes, notamment des crucifères, comme les brocolis, d'éviter les excès de produits laitiers.
Sans se priver de plaisir, l'excès fait le poison ! Sauf en matière de sexualité...

Le dépistage du cancer colorectal : protégez vos arrières !

Le dépistage est à effectuer systématiquement tous les deux ans entre 50 et 74 ans, sauf en cas de terrain familial particulièrement exposé : dans ce cas on le pratique plus tôt.

Vous recevez par courrier une invitation à aller chercher chez votre médecin traitant un test de dépistage dit « immunologique ». Il consiste à détecter la présence de sang dans les selles. Certains polypes ou cancers provoquent des saignements souvent minimes et impossibles à voir à l'œil nu. Vous réalisez vous-même le prélèvement de selles et vous l'envoyez au laboratoire dans l'enveloppe prévue.

Résultat sous quinzaine chez votre médecin traitant. S'il est négatif, on en reste là, rendez-vous dans deux ans ! S'il est positif, pas de panique, ce n'est pas synonyme de cancer. Votre médecin vous proposera une coloscopie, seul véritable juge de paix en la matière. Un moment ni confortable ni agréable mais incontournable.

Pour en savoir plus :

Institut national du cancer : www.e-cancer.fr

Autotests : très au Net !

Un certain nombre de sites Internet proposent de tester votre niveau de risque pour telle ou telle maladie. Ils sont intéressants pour donner une tendance, mais ils renvoient à une moyenne et n'ont de valeur réelle que si on les met en perspective avec vos antécédents et l'ensemble de votre histoire personnelle médicale. Donc, si un résultat vous paraît inquiétant, avant de paniquer, parlez-en à votre médecin et faites confiance à son expérience. On peut tellement facilement jouer à se faire peur et s'imaginer avoir toutes les maladies !

Par ailleurs, ayez une préférence pour les sites des sociétés savantes médicales, des associations de patients ou des institutions officielles de santé. Sur certains sites, il existe un label international HON (*Health On the Net*). Ils s'engagent à respecter une charte des bonnes pratiques éditoriales (HONcode) et à délivrer une information médicale de qualité. C'est une garantie, même si elle loin d'être absolue.

Quelques exemples, non exhaustifs bien sûr...

Tester son risque de diabète

C'est l'occasion de déterminer si votre terrain est à risque et dépister au plus tôt une élévation anormale du sucre dans le sang. Cela permet le plus souvent de pouvoir corriger cette glycémie ou de la contenir par le régime et l'activité physique et retarder la prise de médicaments.

Pour en savoir plus : Fédération française des diabétiques : www.federationdesdiabetiques.org

Tester sa mémoire

Un test d'évaluation express que votre médecin peut pratiquer si vous vous plaignez d'oublis ou d'absences – le MMSE (*Mini Mental State Examination*) – dont le formulaire est accessible en ligne. Tout le monde peut avoir un trou de mémoire, à propos d'un nom, ne plus savoir où on a mis ses clés... mais lorsque cela se répète et perturbe franchement le quotidien, cela mérite un test, voire une consultation.

Pour en savoir plus : www.sgca.fr/outils/mms.pdf

Tester son risque cardiovasculaire

Il existe des outils qui permettent aux médecins de mesurer votre « risque à dix ans » (Framingham ou évaluation Score) de faire un accident cardiovasculaire. Mais aussi deux outils de calcul, plus grand public, relativement simples et plus accessibles, compilent les différents éléments de vos analyses et modes de vie – cholestérol, tabac, hypertension, diabète… – pour vous donner une première approche. La Fédération française de cardiologie le propose sur son site : « Comment va votre cœur ? Testez-vous en trois minutes ! » et Cardiorisk (*Cardiovascular Risk Calculator*).

Pour en savoir plus :

Fédération française de cardiologie : www.fedecardio.org

Cardiovascular Risk Calculator : www.cardiorisk.fr

Hypertendu, connaissez-vous l'âge de vos artères ?

Un test accessible sur le site de la Fondation de recherche sur l'hypertension artérielle vous donnera une idée de la manière dont vos artères ont pris (ou pas) un coup de vieux sous les attaques du cholestérol, du diabète, de l'hypertension ou du tabac, bonne base de discussion avec votre médecin. Il est le résultat d'une équation complexe entre votre âge, la pression artérielle systolique (le chiffre d'en-haut), le cholestérol total et son HDL (le bon cholestérol) et un éventuel diabète.

Pour en savoir plus :

Fondation de recherche sur l'hypertension artérielle : www.frhta.org

Tester son stress

L'échelle de stress perçu ou PSS (*Perceived Stress Scale*) permet de mesurer l'impact des événements inattendus, ressentis comme plus ou moins menaçants.

Un questionnaire en dix points auxquels il faut répondre (en réfléchissant le moins possible !) permet de vous situer entre la parfaite gestion du stress, la bonne gestion mais avec des moments d'impuissance ou la sensation de vivre dans un univers menaçant, qui devient impossible à affronter.

Très utilisé en santé au travail, il est accessible en ligne : www.atousante.com

Tester son sommeil

Là aussi, les tests sont nombreux : parmi eux, le plus classique, l'échelle d'Epworth. En huit questions, vous pouvez évaluer votre niveau de somnolence pendant la journée. S'il est élevé, une visite chez votre médecin pourra le rattacher ou non à des troubles du sommeil.

Une application créée par des spécialistes de l'Hôtel-Dieu de Paris, *iSommeil*, permet d'analyser vos nuits, avec à la clé des conseils pertinents et un annuaire des centres du sommeil où consulter.

Pour en savoir plus : l'application *iSommeil*.

Tester le risque de chute chez la personne âgée

Avec l'âge, l'instabilité posturale vous expose à la chute avec toutes ses conséquences, la fracture du col du fémur, du poignet... et la suite de complications, possible tournant de vie. D'où l'importance dans ce score d'approcher les dimensions qui exposent plus facilement à la chute – et donc de mettre en place des aides.

Les alertes :

- antécédent d'au moins une chute dans l'année ;
- prise de plus de quatre médicaments ;
- prise de psychotropes ;
- mauvaise acuité visuelle ;
- troubles sensitifs.

Les trois tests :

- test station debout, yeux fermés, pieds décalés : tenir au moins dix secondes ;
- test de la marche : monter-descendre une marche le plus vite possible en dix secondes ;
- test du lever de chaise sans les mains : cinq fois de suite en moins de douze secondes.

Vérifier vos grains de beauté

Si la plupart des grains de beauté sont inoffensifs, certains peuvent être dangereux en devenant cancéreux. D'où l'importance du dépistage du mélanome, le cancer de la peau, une fois par an par un dermatologue. Nous avons en moyenne une vingtaine de grains de beauté, selon l'hérédité et le temps d'exposition au soleil. On surveille l'apparition des nouveaux et surtout la transformation des anciens, avec la règle ABCDE.

A comme asymétrie : si le grain de beauté a une forme non circulaire avec deux moitiés dissemblables.

B comme bord irrégulier : la bordure est dentelée, mal délimitée et parfois les pigments s'étendent sur la peau autour de la tâche.

C comme couleur non homogène : le grain de beauté a plusieurs couleurs, noir, rouge, bleu, marron ou blanc.

D comme diamètre : s'il est supérieur à 6 millimètres ou s'il augmente rapidement.

E comme évolution : s'il change d'aspect trop rapidement.

En cas de doute, le dermatologue fera un prélèvement. Les grains de beauté sont bénins dans 80 % des cas. Sinon, plus le diagnostic est précoce et meilleur est le pronostic.

Pour en savoir plus : l'application iSkin : www.iskin.fr

Points forts à retenir

Enquêter pour connaître les grandes maladies dans votre famille et faites remplir votre DMP (dossier médical partagé).

Prendre conscience du rôle démontré de l'épigénétique, les différentes expressions d'un même code génétique induites par l'environnement. Cette voie de recherche semble pleine de promesses pour encourager nos changements de modes de vie.

Comprendre les bénéfices des dépistages et de la prévention au travers de nombreux exemples très concrets.

TROISIÈME RENDEZ-VOUS : BILANS, LE CHAMP DES POSSIBLES

Vous ne ratez aucun contrôle technique pour votre voiture. Mais le prototype unique qu'est votre organisme, vous le mettez en surrégime sans avoir conscience que la révision des 40000, des 50000 (ou des 60000 !) kilomètres s'imposerait... Et qu'elle vous permettrait de faire la route plus longtemps dans un paysage apaisé et sans sortie de virage... Quels que soient votre état de santé, votre patrimoine génétique et vos comportements de vie, c'est une façon de mettre toutes les chances de votre côté.

Bilan : un mot-valise

Bilan, voilà un mot largement utilisé ; un mot-valise pour lequel chacun a sa définition : bilan financier, bilan d'un projet, bilan commercial mais aussi bilan d'une vie. Sans oublier le bilan de santé. Dans tous les cas, il s'agit de faire la liste du positif et du négatif, puis la balance. Le résultat des courses permet d'envisager l'avenir en toute connaissance de cause.

En santé, le bilan va du plus simple au plus complet... On parle volontiers de bilan sanguin, de bilan de prostate, de bilan cardiaque ou de bilan gynéco. Ce sont alors des examens ciblés sur un organe, prescrits devant un symptôme, une crainte ou dans le cadre d'un dépistage selon les recommandations de l'HAS en fonction de l'âge, du sexe et du profil.

Quand on veut s'occuper de tout l'organisme, le bilan peut être aussi plus ou moins complet. Le plus connu, celui de l'Assurance maladie, propose tous les cinq ans des bilans de santé gratuits. Ce programme – examens biologiques, examen dentaire, examen médical, ECG et paramédical – est en effet l'occasion de réaliser un premier niveau d'évaluation. Cet examen de prévention de base, réalisé dans ses 85 centres, est « destiné en priorité aux personnes de plus de 16 ans éloignées du système de santé et en situation de précarité, qui ne bénéficient pas d'un suivi médical régulier réalisé par le médecin traitant, ni des dispositifs d'offre de prévention organisée comme les dépistages des cancers, par exemple* ».

Certaines personnes souhaitent faire une démarche plus globale comportant une évaluation des modes de vie et du profil des risques, un examen médical poussé et des examens complémentaires adaptés. Je réserverais volontiers le terme de bilan (ou de *check-up*) pour cette démarche.

La question qui vient tout naturellement à l'esprit pour ce type de démarche : est-ce vraiment nécessaire lorsque « tout va bien » ? Même sans symptôme particulier, il peut être légitime d'avoir envie/besoin d'un état des lieux.

« Tout homme bien portant est un malade qui s'ignore », affirmait le fameux docteur, dans *Knock ou le Triomphe de la médecine*. Effectivement, une petite douleur, de temps à autre, par-ci par-là, peut vous inquiéter. « Est-ce que ça vous chatouille, ou est-ce que ça vous grattouille ? » Grand fossoyeur de la médecine, le personnage de Jules Romains témoignait déjà, dans les années 1920, de cette quête presque angoissante de la bonne santé, qu'il est aujourd'hui nécessaire de tempérer.

Un bilan, dans son parcours, doit être adapté et orienté en fonction de chaque profil. Nos organes ont une tolérance remarquable. Ils acceptent pendant très longtemps d'être maltraités, que ce soit un stress chronique, une alimentation

* Site : www.ameli.fr

déséquilibrée, un manque d'exercice – autant de conséquences de nos vies sédentaires.

On nage en plein paradoxe. Quand on ne sent rien, cela ne veut pas dire que tout va bien... et quand on a des symptômes, cela ne veut pas dire que l'on va mal ! C'est Dr Knock, mais à l'envers !

Mais si l'on s'engage dans une véritable prévention active, un bilan doit se prolonger par la mise en route de changements de comportement dans votre quotidien, nécessaires pour que ce *check-up* santé ne reste pas lettre morte jusqu'au prochain rendez-vous... dans un an. Il n'est d'ailleurs pas nécessaire de refaire le même bilan tous les ans, du moins sous la même forme. Une réévaluation des modes de vie et des examens ciblés sur une ou deux problématiques peuvent suffire. Le processus de rendez-vous avec vous est enclenché.

Les bons moments pour le faire

Je suis bien conscient que la majorité d'entre nous, d'accord sur le principe, a toujours une bonne raison pour retarder ce rendez-vous. Cela relève de la procrastination, cette tendance très naturelle à remettre au lendemain, à temporiser.

Il y a des moments dans notre vie où ces rendez-vous sont souhaitables. Peut-être allez-vous vous reconnaître dans l'une de ces affirmations ?

Je vais bien, tout va bien ?

Certes, mais si vous êtes un homme de plus de 50 ans (ou une femme de plus de 60 ans), vous fumez, vous avez un surpoids, ou un diabète, ou trop de cholestérol... vous mettez en place, globalement et silencieusement, toutes les conditions qui peuvent faire vieillir plus vite certains de vos organes ou déclencher prématurément une maladie.

Si vous ne faites pas de bilan, vous ne verrez pas que certains paramètres sont en train de bouger. Vous ne saurez pas que d'aucuns sont même dans le rouge. Au fil du temps, à bas bruit, l'âge venant, ils vont faire le lit de maladies qui vont vous surprendre, dans tous les sens du terme.

Spontanément, ou à l'occasion de symptômes, ou d'une maladie aiguë, d'un mal de dos, d'une gastro qui n'en finit pas, cela peut être le moment de faire le point avec votre médecin traitant. Tout en s'occupant du problème qui vous incite à consulter, pourquoi ne pas en profiter pour faire le tour d'autres points de faiblesse éventuels ? Une porte d'entrée parfaite pour vérifier sereinement que tout le reste va bien ! Les médecins sont de plus en plus sensibilisés à cette démarche, alors pensez-y. Et n'hésitez pas à poser la question au vôtre !

J'ai une maladie chronique et je suis parfaitement suivi

Certes. Mais ce n'est pas une raison pour oublier tout le reste du corps !

Si vous souffrez d'un diabète, vous verrez votre diabétologue, qui va faire tout ce qu'il faut autour de votre diabète, mais pas forcément s'occuper de votre tube digestif ou de votre arthrose, ni d'un problème de prostate ou d'un problème gynécologique...

Quand on est focalisé sur un problème de santé, il ne faut pas que l'arbre cache la forêt. Le fait d'être très sérieusement suivi par son spécialiste finit par faire oublier que l'on a d'autres organes et qu'il ne faut pas les négliger ! D'où la nécessité absolue d'un (bon) chef d'orchestre : votre médecin traitant.

Il y a bien longtemps que je n'ai pas consulté !

On peut imaginer des rendez-vous espacés quand on a 20 ou 30 ans, mais à la cinquantaine, penser que l'on ne reverra pas de médecin avant cinq ans est un pari risqué. Surtout si l'on n'a pas fait de bilan auparavant !

Plus le temps passe, plus on doit raccourcir la durée entre deux consultations-bilans ou profiter, une fois encore, de phénomènes aigus simples – rhume, douleur dans l'épaule, infection urinaire... – pour demander ce fameux bilan à son médecin.

« Ma femme n'arrête pas de me dire que je vieillis... »

« Ma femme trouve que je mène une vie de fou et que je ne m'occupe vraiment pas assez de ma santé. »

« Ma femme me tanne depuis des mois pour que je fasse le point, que je pense à mes enfants. »

Elles ont bien raison, nos compagnes ! Et nos compagnons aussi...

Quand on est dans le déni, que l'on ignore les campagnes de dépistage et les conseils de prévention, cette politique de l'autruche, si fréquente chez nous, messieurs, est le meilleur moyen de passer vraiment à côté de ce qu'on peut appeler une chance !

On le redit, même si on trouve quelque chose, on le trouvera deux ans plus tard, mais en plus grave... Reculer, ignorer n'ont jamais aidé personne à mieux prendre soin de sa santé.

Autoquestionnaire sur votre santé

La démarche qui consiste à remplir un autoquestionnaire est un bon moyen d'évaluer votre profil, vos antécédents, vos modes de vie, de faire votre état des lieux. Il en existe de nombreux, plus ou moins poussés, plus ou moins ciblés, plus ou moins validés.

Autoquestionnaire « ET LA SANTÉ ! »

Pour illustrer l'esprit et l'intérêt de ces autoévaluations, en particulier sur vos modes de vie, j'ai fait référence au questionnaire « ET LA SANTÉ ! » en début de ce livre. Ce type de test, auto-administré, constitue un premier pas dans la prévention. Les résultats peuvent également bénéficier d'une interprétation, d'explications partagées avec un professionnel de santé dans le cadre d'une téléconsultation.

Autre utilisation, comme premier temps d'un bilan médical de santé : les résultats seront mis en perspective avec les données du bilan médical lors la synthèse finale avec un médecin de prévention. Cela permet de proposer et partager un accompagnement à la santé pour modifier certains modes de vie.

Le problème n'est pas de chercher à juger si ce que vous faites est bien ou mal même si l'on sait qu'il n'est pas vraiment recommandé de fumer, ni de manger gras plusieurs fois dans la semaine. Mais il faut pouvoir relativiser. Ainsi, une personne pratiquant régulièrement une activité physique, dormant très bien, ayant une vie professionnelle épanouissante et qui mangerait de la pizza trois fois par semaine… ne prendrait probablement que peu de risque majeur pour sa santé ! Mais si elle est diabétique, sans activité physique et en surpoids, la pizza ajoutée au reste aura des conséquences inéluctables… C'est ce genre de nuances qui va vous aider à vous situer dans une échelle de modes de vie.

En pratique, l'autoquestionnaire « ET LA SANTÉ ! » comporte deux grandes étapes.

Première étape : se situer, se rappeler les antécédents dans votre famille, vos maladies... Cela n'entre pas dans le score global, car il n'y a pas de cotation possible, mais donnera du sens au reste du bilan. Ces questions ne sont pas accessibles dans le questionnaire « ET LA SANTÉ ! » offert car elles nécessitent une interprétation médicale.

Exemples de questions :

Êtes-vous ?

❑ Un homme ❑ Une femme

C'est ainsi, les risques ne sont pas les mêmes, et là, pour le coup, vous n'y pouvez rien... même si l'idée de changer de sexe vous a effleuré...

Quel âge avez-vous ?

❑ Moins de 25 ans ❑ De 25 à 35 ans
❑ De 35 à 45 ans ❑ De 45 à 55 ans
❑ De 55 à 65 ans ❑ Plus de 65 ans

On parle là d'âge civil, mais votre âge biologique peut être bien différent...

Quel est votre poids ?

• .... kilos

Quelle est votre taille ?

• .... centimètres

L'indice de masse corporelle est calculé en divisant le poids par la taille au carré (P/T²).
Exemple : 79 kilos pour 1,65 mètre nous donnent 79/1,65 × 1,65 = 28,9 d'IMC.
< 18,5 : maigreur anormale ; 18,5 à 25 : corpulence normale ; 25 à 30 : surpoids ; 30 à 35 : obésité modérée ;
35 à 40 : obésité sévère ; > 40 : obésité morbide ou massive.

Quelle est votre situation matrimoniale actuelle ?

❑ Célibataire ❑ En couple ❑ Veuf/Veuve

Situation pas forcément à risque, quoi que… La vie des célibataires est souvent moins réglée que celle des couples. Le divorce ou le décès du conjoint bouleversent profondément un parcours de vie. Une étude récente confirme un plus grand risque d'accident cardiovasculaire quand on vit seul.

Avez-vous des enfants ?

❑ Oui ❑ Non

Sans commentaire…

À propos de votre activité, êtes-vous ?

❑ En activité à temps plein ❑ En activité à temps partiel
❑ Inactif ou au chômage

Un ou plusieurs membres de votre famille (père, mère, frère et sœur, oncle et tante) ont-ils déjà eu ?

– une maladie coronaire (infarctus, angine de poitrine…) ;
– un accident vasculaire cérébral ;
– de l'hypertension artérielle ;

– du diabète ;
– un cancer ;
– aucune des pathologies mentionnées ci-dessus...

Les grands-parents avaient souvent des modes de vie différents (tabac, alcool, travail...).

Prenez-vous des traitements de manière continue et sans lien avec une éventuelle maladie chronique ? Hors moyen de contraception.

❑ Oui ❑ Non

Quand vous êtes passager d'une voiture, mettez-vous la ceinture de sécurité ?

❑ Jamais
❑ Quelquefois
❑ La plupart du temps
❑ Toujours

Cela donne une indication sur la manière dont vous vous astreignez aux règles...

En général, comment percevez-vous votre état de santé ?

❑ Excellent
❑ Très bon
❑ Bon
❑ Moyen
❑ Mauvais

Le ressenti contribue au moins à se poser des questions. Sans réponse, il participe à alimenter la perception de... mal-être.

Avez-vous eu des douleurs (musculaires, osseuses ou lombaires) ces trois derniers mois qui ont gêné votre vie quotidienne ?

❑ Pas du tout ❑ Rarement ❑ Parfois
❑ Souvent ❑ Très souvent

Un aperçu de votre qualité de vie. Vous voilà (un peu) cadré. C'est important !

Seconde étape : que faites-vous de votre quotidien ?

Comment le gérez-vous, quelles sont vos habitudes, tellement habituelles qu'elles ne vous interpellent plus ?

Des questions balaient les grands thèmes de vos comportements quotidiens. Elles s'intéressent à la nutrition, à l'activité physique et à la sédentarité, au stress et au sommeil sans oublier le tabac et l'alcool, autant d'habitudes qui occupent une grande partie de notre vie.

Leurs impacts sur votre santé sont connus et quantifiables à partir de nombreux travaux scientifiques. Et, en cas de problème, on dispose de solutions à l'efficacité démontrée.

Cette démarche est utile, car on ne se pose pas forcément, ni spontanément les bonnes questions ! Parce que l'on est dans un système de routine de modes de vie (ça, c'est informel) et d'habitudes de vie (et ça, c'est très formel).

S'autoquestionner, c'est entrer en mode « prévention active ! » En pratique, je le constate quasiment à chaque fois, ce test en ligne a la vertu de déclencher ce genre de réaction :

« Ah, mais vous avez raison, cette question, là, je ne me l'étais jamais posée ! Je n'y avais jamais pensé, mais c'est vrai que ça me concerne... »

Voilà déjà un petit florilège d'auto-interrogations efficaces. Nous y reviendrons, on l'a dit, en début de chaque chapitre, quand il sera question de vous proposer des conseils pratiques et des petits réglages concrets.

Exemples de questions :

Fumez-vous ?

❑ Oui, combien ? ❑ Non, j'ai arrêté depuis...
❑ Non

Consommez-vous des boissons alcoolisées même occasionnellement (vin, bières, alcool fort...) ?

❑ Oui, combien d'unités ? ❑ Non

Consommez-vous des drogues et/ou substances illicites ?

❑ Oui ❑ Non

Combien de temps par jour consacrez-vous à vos déplacements (marche à pied, vélo, trottinette...) pour vous rendre sur votre lieu de travail, à votre école ou pour faire des achats ?

❑ Inférieur à 5 minutes par jour ❑ Entre 6 et 15 minutes
❑ Entre 16 et 30 minutes ❑ Entre 31 et 40 minutes
❑ Supérieur à 45 minutes

Au travail ou dans votre vie quotidienne, êtes-vous assis ?

❑ Jamais ❑ Rarement ❑ Parfois

❑ Souvent ❑ Très souvent

Au cours des trois derniers mois, vous êtes-vous senti plein d'énergie ?

❑ Pas du tout ❑ Un peu

❑ Modérément ❑ La plupart du temps

❑ Tout le temps

Avez-vous des problèmes de sommeil ?

❑ Au moins 3 nuits par semaine

❑ Moins de 3 nuits par semaine

❑ De manière occasionnelle

À quelle fréquence consommez-vous du fast-food ?

(Hamburgers, pizzas, kebabs, paninis, sandwichs…)

❑ Jamais

❑ Rarement (moins d'1 fois par semaine)

❑ 1 à 3 fois par semaine

❑ Plus de 3 fois par semaine

❑ Tous les jours

L'avantage de cet autoquestionnaire, quand il est rempli sur la plateforme dédiée et protégée, c'est qu'il débouche sur des scores faciles à décrypter : rouge, orange, jaune ou vert. Cela se comprend tout seul !

Si tous les voyants sont au vert, bravo ! Continuez comme ça et optimisez votre façon de vivre.

Mais si certains critères ressortent en orange ou vous mettent dans le rouge – risques ou fragilités identifiés –, il sera légitime de creuser la question avec un professionnel de santé pour mettre tout cela en perspective. L'idée est d'agir avant que, silencieusement, au fil des ans, ne se crée un terrain propice à la maladie.

Toutes les réponses ont leur importance. Cet autoquestionnaire va permettre de cibler des points de faiblesse dans vos habitudes de vie. Des stratégies pour revenir à l'équilibre sont alors possibles.

Et même si vous souffrez déjà d'une maladie, ces habitudes inadaptées peuvent modifier son évolution, accélérer des complications ou augmenter le risque de récidive. Dans tous les cas, vos habitudes de vie impactent au long cours votre santé et votre qualité de vie.

Que comporte un bilan de prévention active ?

C'est décidé, je vais faire le point sur ma santé ! Que va-t-on me proposer ? Que dois-je faire ?

En fonction de votre âge, de vos antécédents familiaux et personnels, des résultats au questionnaire sur vos habitudes de vie, et d'un examen clinique, assorti d'examens plus ou moins poussés, votre état de santé va être passé au crible. Idéalement, ces examens pourront être réalisés en une demi-journée. Nous reviendrons sur l'aspect financier, car la prévention n'est pas prise en charge par la Sécurité sociale.

Un bilan peut comporter sur le plan « technique » des éléments de cette liste, non exhaustive, qui varie en fonction de chaque personne :

- un dépistage de vue et d'audition ;
- un bilan sanguin, un classique incontournable. Si cela fait un certain temps que vous n'avez pas fait de prise de sang, à l'occasion d'une petite intervention ou d'un contrôle médical, sachez qu'il est judicieux de pratiquer un contrôle au moins tous les trois ans à partir de 40 ans si vous êtes un homme et à partir de 50 ans si vous êtes une femme.

  Le minimum syndical à explorer : globules rouges, globules blancs… en résumé, la numération de la formule de votre sang. On traque un éventuel phénomène inflammatoire (chronique ou non) *via* la CRP (protéine C réactive), on vérifie le fonctionnement des reins, on débusque un diabète *via* la glycémie, on évalue les cholestérols (« bon » et « mauvais »), les triglycérides (réserve de graisse pour produire de l'énergie) et l'état du foie. Cette première vue d'ensemble pourra être approfondie en fonction des résultats ou de contextes particuliers (hépatite, marqueur du stress type cortisol, TSH pour la thyroïde…), marqueurs de certains cancers, doute sur diabète (hémoglobine glyquée, insulinémie...) ;

- l'impédancemétrie* apprécie la composition de la part relative des graisses, des muscles, des os et de l'eau dans votre masse corporelle... On a parfois des surprises... Et si ce n'était pas que de la graisse ! ;
- un électrocardiogramme de repos associé éventuellement à un test d'effort pour évaluer l'état cardiaque lors d'une séance de pédalage ou de course à pied. Ce test donne des indications sur l'irrigation du cœur par les coronaires, l'adaptation du rythme cardiaque, le suivi de la tension artérielle à l'effort, la capacité d'effort ;
- un écho-doppler vasculaire, pour visualiser les artères du cou, l'aorte au niveau du ventre, les artères des jambes, afin de détecter un éventuel encrassement qui provoquerait un rétrécissement des artères (plaque d'athérome) ou un anévrisme (dilatation anormale d'une artère) ;
- une épreuve fonctionnelle respiratoire (EFR) : on fait souffler à fond dans un tuyau pour apprécier vos capacités de respiration (à la recherche d'un asthme, d'une bronchite chronique ou BPCO – broncho-pneumopathie chronique obstructive) ;

* Méthode basée sur la résistance du corps au passage d'un courant de faible intensité, non ressenti, permettant d'étudier finement la composition corporelle : masse musculaire, masse graisseuse, taux d'hydratation.

– un examen ostéo-myo-articulaire clinique ou avec une technique plus « imagée » type Formetric, qui permet d'obtenir une image précise (par mesure optique) des déformations et de la statique (colonne vertébrale, bassin, pieds), grandes pourvoyeuses de douleurs diverses et variées...

Un médecin, coordonnateur de prévention, va analyser toutes ces informations. Sur cette partie *check-up*, il va déterminer un premier diagnostic de votre état général. Il décidera, le cas échéant, de l'affiner en prescrivant d'autres examens plus sophistiqués, pour le cœur, les poumons, le tube digestif (fibroscopie gastrique et/ou coloscopie), le sommeil et son enregistrement... Et surtout, il mettra en perspective vos modes de vie et le rôle qu'ils peuvent jouer sur votre santé. Le médecin pourra alors vous indiquer les risques que vous encourez, vous renseigner quant aux contrôles que vous aurez à faire, à quel rythme les pratiquer et les conseils pour adapter vos modes de vie.

Un exemple, lors de votre premier écho-doppler des carotides, on vous découvre une plaque d'athérome qui rétrécit de l'ordre de 40 % une artère carotide – l'une de celles qui irriguent le cerveau. Dans l'immédiat, ce ne sera pas nécessaire de faire pratiquer d'autres examens techniques. Il suffira de revoir votre médecin habituel pour envisager un éventuel traitement destiné à vous protéger et à freiner son évolution (aspirine et/ou anticholestérol).

Comme on ne sait pas prédire la vitesse d'évolution de cette « plaque », vous aurez un nouveau contrôle à faire dans un an. C'est de la médecine classique, conventionnelle. Attention, en l'absence de contrôle, cette plaque « silencieuse », qui peut évoluer sur X années, pourra se manifester bruyamment dix ans plus tard, alors que vous ne vous y attendrez pas... sous la forme d'un AVC ! Mais faire cet examen et ignorer les comportements de vie (nutrition et activité physique), qui vont jouer un rôle capital dans l'accélération ou le ralentissement de la formation de cette plaque, serait une erreur.

L'état des lieux mis en perspective avec vos habitudes de vie est nécessaire mais pas suffisant. Si l'on en reste à un compte rendu, certes de qualité, et qu'on le range consciencieusement jusqu'au bilan suivant, on perd une grande partie de son intérêt. C'est en effet l'occasion de proposer et partager un accompagnement à la santé. En d'autres termes, tous les outils pragmatiques qui vont permettre dans votre quotidien de corriger petit à petit des modes de vie « en déséquilibre ».

Je reviendrai sur ces différentes techniques en détail et de façon très pratique dans chaque rendez-vous.

Bilan certes, mais il faut raison garder !

Solliciter de son médecin une évaluation même si l'on va bien ou dans certains contextes est légitime. Mais pourquoi, à partir de 50 ans, ne pas faire des examens de tout ?

Ce serait irréaliste. Ces examens, de plus en plus sophistiqués, ont tous leur coût et leurs limites. En médecine, il n'y a pas de réponse à 100 % exacte... Même si l'on fait un scanner pulmonaire et qu'il est normal, cela ne veut pas dire pour autant qu'il n'existe pas un microcancer. Aujourd'hui, on parvient à détecter les gros rétrécissements sur une artère du cœur, mais on ne sait pas encore identifier une « petite » plaque qui peut avoir la mauvaise idée de se rompre, de se fracturer, générant la formation d'un caillot et un possible infarctus. Ce n'est pas de loin le scénario le plus fréquent mais il existe. Ces examens restent donc utiles, car ils apportent des informations capitales de prévention pour le plus grand nombre. Malheureusement, les histoires de chasse, les cas particuliers, existeront toujours.

On ne peut pas, même aujourd'hui, garantir une bonne santé absolue avec tous les examens disponibles. Pour choisir ceux qui sont utiles, des institutions, comme la Haute Autorité de santé, ont pour mission de définir le référentiel pour chaque domaine d'exploration : le « Voilà ce qu'il faut faire ». J'insiste beaucoup sur le fait qu'il faut en faire ni trop ni trop peu... Plus on a recours à des examens techniques, plus on ouvre la porte à des questions sans réponse...

Il faut bien comprendre qu'il arrive un moment où, malgré nos connaissances médicales, malgré l'évaluation du pourcentage de « chances » de développer telle ou telle maladie (en fonction de sa famille, du contexte...), il faut accepter l'idée qu'il reste une part d'incertitude.

Pourquoi a-t-on un cancer du poumon sans avoir jamais fumé de sa vie ? Pourquoi, malgré une vie bien équilibrée et sans abus, fait-on un infarctus ou un AVC ? Pourquoi, sans aucun facteur de risque, développe-t-on un cancer ? Pourquoi un enfant en pleine forme développe-t-il une leucémie en huit jours... ?

La liste est longue... On peut faire au mieux et ne pas en être « récompensé ». Mais en acceptant la relativité qui orchestre notre vie, la meilleure solution est de choisir le chemin du bon équilibre et de s'y tenir.

Si la santé n'a pas de prix, elle a un coût. Qui paie ce bilan de santé ?

La médecine préventive n'est pas remboursée en France, elle n'entre pas dans le champ des prestations prises en charge par l'Assurance maladie solidaire pour la prévention primaire (bilan de santé). En prévention secondaire et surtout tertiaire, certaines actions comme la réadaptation cardiovasculaire ou prochainement un forfait soins de support pour le cancer sont remboursées.

Vous pouvez bien évidemment financer votre bilan, il s'agit généralement d'un forfait qui peut varier du simple au double en fonction des lieux où vous choisirez de le pratiquer.

Si vous êtes salarié, sachez que la santé au travail devient une préoccupation croissante des entreprises et de leurs dirigeants. Cette valeur est importante à titre individuel bien sûr, mais aussi pour la performance même de l'entreprise. Les membres des comités de direction et des comités exécutifs bénéficient souvent de bilans payés par leur société. « La santé du dirigeant fait partie du capital de l'entreprise ! » revendiquait Patrick Martin, vice-président du MEDEF, lors d'une intervention en 2018 à Lyon.

Une tendance nouvelle apparaît avec la volonté de faire bénéficier l'ensemble des salariés d'actions de prévention et de protocoles permettant à chacun d'avoir une approche personnalisée de son état de santé. Cette démarche solidaire respecte bien évidemment la séparation et les règles de protection entre entreprise et médecine du travail. Des actions d'information à la santé sous forme d'ateliers en entreprises suscitent beaucoup d'intérêt et se développent.

Points forts à retenir

Bien comprendre l'utilité d'un bilan de santé et les bons moments pour le faire.

Noter qu'un bilan de santé doit être personnalisé au travers d'examens adaptés à votre profil de risque ; en faire ni trop ni trop peu…

Un autoquestionnaire est un bon outil pour évaluer vos antécédents, vos modes de vie et votre profil de risque de développer telle ou telle maladie.

Un bilan de santé est de la médecine préventive, sa prise en charge ne relève donc pas du remboursement de la Sécurité sociale… mais de nombreuses solutions existent pour aider à la prise en charge.

QUATRIÈME RENDEZ-VOUS : QUAND MOTIVATION RIME AVEC RÉCRÉATION… ET RE-CRÉATION !

Vous avez fait connaissance avec vous, le « vous » de maintenant et celui que vous serez dans dix ou vingt ans.

Vous avez affiné votre perception de vous-même, vous avez bénéficié de l'éclairage des professionnels de santé qui vous entourent, vous avez intégré la notion de silence des organes.

Vous avez pris conscience des conséquences éventuelles que vos habitudes de vie peuvent avoir sur votre état général et votre bien-être. Et du prix probable à payer si vous ne les modifiez pas…

La bonne, la grande question est alors : comment trouver la force ? Comment rester motivé pour changer ses comportements dans la durée ? Comment, après avoir engagé quelques modifications, ne pas craquer au bout de trois mois ?

J'ai eu à maintes reprises sur le Tour de France l'éclatante démonstration que la motivation, le mental peuvent totalement sublimer les perceptions physiques les plus violentes. Ainsi, en matière de résistance à la douleur, les « coursiers » sont passés maîtres. Je me souviens d'un coureur colombien qui avait chuté violemment dans une descente. Il était reparti mais sacrément mal en point, râpé sur tout un côté, il souffrait terriblement. On essayait tant bien que mal de le soulager en pansant ses blessures et en lui administrant des calmants. Alors que j'étais en train de lui dire : « Accroche-toi à la portière, je te prépare une piqûre ! », il entend Radio Tour annoncer que son pire concurrent est en train de s'échapper. Ni une ni deux, il lâche la voiture et part. On ne l'a plus revu jusqu'à l'arrivée de l'étape !

Le cercle de Prochaska

Changer de comportement ou d'habitude n'est pas toujours simple. Le niveau de motivation à changer est crucial. En début d'année, qui n'a pas pris de bonnes résolutions ? Peu d'entre nous les tiendront plus de quelques semaines ou mois !

C'est pourquoi bon nombre de psychiatres et psychologues ont essayé de disséquer ce qui fait la motivation. Les travaux les plus connus, au début menés et appliqués chez les fumeurs, sont ceux des psychologues Prochaska et DiClemente. S'inspirant de la démarche philosophique – intention, décision, résolution, habitude – ils ont proposé un cercle en cinq stades qui permet de guider le changement. C'est le chemin pour qu'une personne aille d'un état où elle ne comprend même pas qu'il y a un problème à résoudre à un changement durable de comportement. Ces différents stades ne survenant pas obligatoirement dans l'ordre, il faut très régulièrement analyser où l'on en est par rapport à ses objectifs. On est dans une perspective de long terme.

Pour un certain nombre d'entre nous, tout se résume à un « Je n'ai pas de problème » ; en d'autres termes, la personne n'a pas conscience du problème ou en a une conscience très partielle (précontemplation). Elle minimise fortement la situation, sans intention de changement, et a même une franche résistance. « J'ai des petites manies, mais qui n'en a pas ? » « Je bois/fume comme tout le monde, j'arrête quand je veux. »

À un niveau supérieur : « Il y a un problème mais... » Il y a une prise de conscience du problème mais la personne reste dans l'ambivalence (contemplation). L'intention est là, mais elle n'arrive pas à se décider : « Il faudrait que j'arrête de fumer MAIS j'ai peur de prendre du poids. » La porte est entrouverte, « modifier mon comportement dans les six mois est envisageable ».

LES DIFFÉRENTS STADES DE CHANGEMENT DANS UN COMPORTEMENT

D'après le cercle de Prochaska et DiClemente

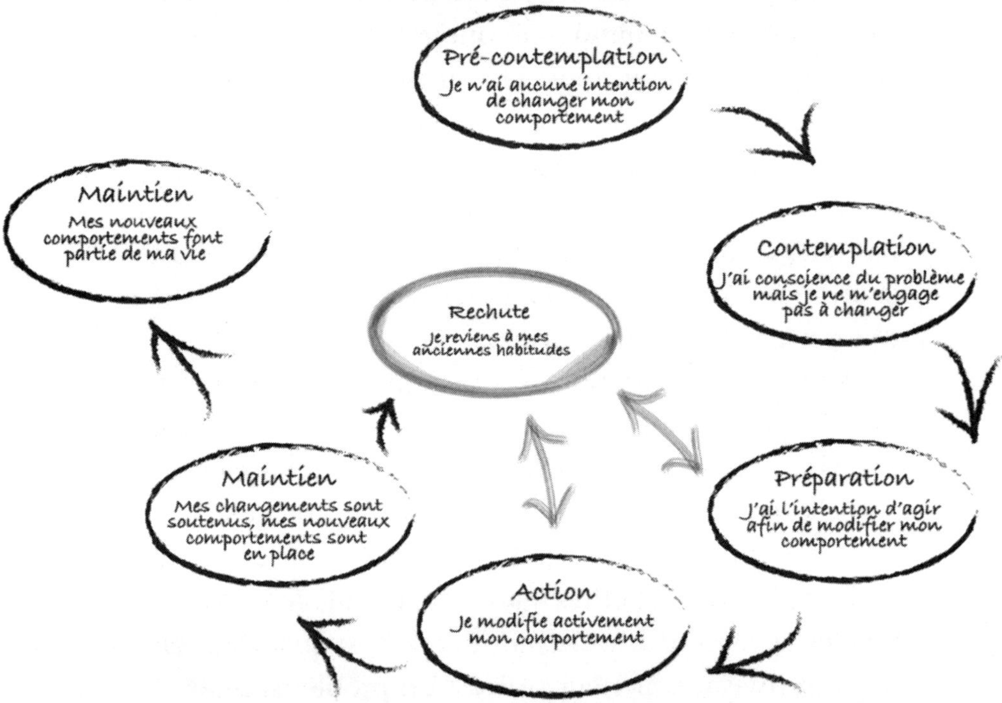

Différents stades de changement dans un comportement que l'on peut prendre comme modèle dans un entretien motivationnel. Cela permet de renforcer la motivation et l'engagement de la personne. Développée au début pour la prise en charge des addictions, le tabac en particulier, cette approche comportementale peut être utilisée pour aider au changement d'un mode de vie.

Le tournant s'amorce quand la décision est prise, car les inconvénients deviennent gênants. Une planification est faite pour le mois qui vient et l'on commence à mettre en place des petits changements de comportement (préparation). « Oui, il faut que ça change, j'en ai assez, je suis trop mal, c'est décidé : j'arrête tout ça. »

Des actions sont programmées. C'est la période propice pour la thérapie et le changement de comportement (action). « Cela fait deux semaines que j'ai arrêté de boire. » On est dans le concret qui amène un changement effectif et important du comportement.

La dernière étape consiste à maintenir le cap (maintien). De nouvelles habitudes de vie, un nouveau comportement devient « la règle sans y penser ».

Cette démarche se fait avec un professionnel de santé pour évaluer en permanence le stade où la personne « travaille » en sachant que la progression n'est pas linéaire et qu'à tout moment la rechute est possible, à n'importe quel stade. On revient alors à une phase antérieure. Cette rechute a valeur d'expérience et n'est pas un échec. La réévaluation de la stratégie de changement permet de repartir.

Chacun de ces stades propose des interventions thérapeutiques adaptées. Il y a toujours quelque chose à faire quelle que soit l'étape : sensibilisation, information, confrontation, clarification de valeurs, attentes, croyance, encouragements, puis des exercices plus pratiques.

Votre moteur intérieur de motivation

La technique de Prochaska est un grand classique de la psychothérapie. D'autres approches existent faisant plutôt appel à un travail, à des interrogations et des actions plus personnelles. À cet égard l'expérience d'une spécialiste est précieuse à recueillir, pour partager avec vous les points de repère permettant de trouver une motivation pérenne. Le point de départ, certes, c'est le comportement. Mais si l'on tente d'agir directement et seulement sur le comportement, on fait fausse route.

Inspirée par Alfred North Whitehead et Bertrand Russell, mathématiciens, logiciens, philosophes, qui ont déterminé les niveaux de raisonnement d'un être humain, Michelle-J. Noël résume ainsi cette théorie. « Le rôle de chaque niveau est d'influencer celui qui est en dessous. Nos comportements – je fume, je bois, je mange, je fais du sport, je me mets en colère, je pleure… – découlent de nos croyances, de nos valeurs, de nos ressentis… Et sont influencés par notre environnement immédiat – nos parents, nos amis, notre conjoint, nos enfants, nos collègues*… »

* Entretien avec Michelle-J. Noël.

LES NIVEAUX QUI CONSTRUISENT NOS COMPORTEMENTS

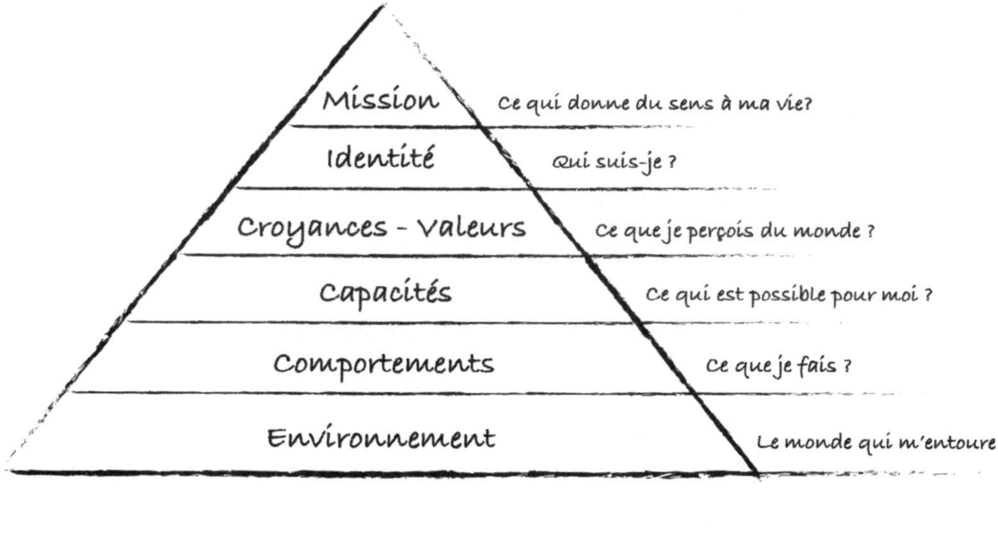

On doit ce modèle des niveaux logiques à Robert Dilts, lui-même inspiré par les travaux de Gregory Bateson. Ce modèle permet de comprendre où l'on peut agir pour conduire un changement et permet d'identifier les causes qui empêchent d'atteindre les objectifs visés.

Alors, de quoi auriez-vous besoin pour aller mieux ? Avec l'environnement qui est le vôtre – votre mari qui se plaint tout le temps ou votre femme qui n'est jamais contente, vos enfants insupportables, votre patron qui vous harcèle... Comment composer avec tout ce qui est négatif dans votre entourage et qui va brider votre capacité à changer de comportement ?

Il faut prendre de la hauteur, être visionnaire, imaginer la personne que vous voulez être demain pour faire de l'ordinateur de luxe qu'est votre cerveau votre meilleur allié. Il faut monter à l'étage de la vision. « Ce serait quoi mon idéal ? » : question fondamentale pour aller chercher les chances de succès et influer sur vos comportements de façon fluide et durable.

Les éléments les plus importants dans cette démarche sont les croyances. Ce sont les neuroscientifiques qui le disent : nous sommes traversés chaque jour par 60000 à 70000 pensées, au cours desquelles nous créons des programmes.

Et le plus sidérant, c'est que nous pouvons nous programmer et nous déprogrammer à loisir, par notre seule volonté : en une pensée, en un quart de seconde, vous pouvez choisir d'installer le problème... ou la solution !

En effet, croire dur comme fer que nous sommes quelqu'un d'extraordinaire, d'unique (et c'est vrai, nous le sommes tous !), que nous pouvons vivre vieille ou vieux très agréablement et très bien… que cela en vaut la peine… ça peut marcher ! Il faut déterminer les valeurs qui nous animent.

Les valeurs, c'est ce que nous recherchons tous : l'amour, l'harmonie, la beauté, l'indépendance, la joie, la créativité, la réalisation de soi, la longévité, la santé, le respect, la reconnaissance, l'argent, le succès, le respect, l'organisation… Nous n'avons pas tous les mêmes valeurs – il en existe un certain nombre –, mais chacun d'entre nous en a sept ou huit très haut placées dans sa hiérarchie et qui prennent le pas sur les autres.

Michelle-J. Noël le confirme : « Si vous demandez à un gamin qui est tête de classe ce que cela lui apporte d'être un bon élève, il va revendiquer des valeurs (fierté, reconnaissance, succès, argent, autonomie, puissance…). Demandez la même chose à un cancre, il va vous lâcher : "Ça ferait plaisir à mes parents…" CQFD* ! »

Sans valeurs, pas de motivation !

C'est à chacun d'entre nous de trouver les deux, trois valeurs qui vont nous motiver. Chacun a l'impression que « sa » valeur est la plus légitime, que les autres devraient avoir la même. Quand c'est « organisation », tout le monde devrait être organisé, quand c'est « reconnaissance », tout le monde devrait nous reconnaître… Alors que, même si nous

* Entretien avec Michelle-J. Noël.

en partageons certaines, nous n'avons pas tous la même façon de les satisfaire.

La valeur est le moteur qui va faire évoluer vos comportements.

Quel serait votre moteur intérieur de motivation ? La fierté ? Le défi ? L'amour (de son corps, de sa famille, de la vie) ? La reconnaissance ? La réalisation de soi ? Le respect de soi ?

Votre motivation en pratique

Vivre vieux et mieux en bonne santé. Une fois déterminées les valeurs qui vous motivent, vous vous créez « votre » image.

Le but est de construire votre propre scénario en imaginant une scène que vous adoreriez vivre... comme si elle était déjà arrivée !

Une fois cette image obtenue, vous allez la consolider en votre esprit. Le but est d'arriver à tenir deux minutes minimum en la gardant en tête... Vous projeter dans cette belle histoire va forcément vous rendre content : vous approprier cette image va déclencher le ressenti qui va avec. Pour d'autres, c'est la photo d'une star, d'un sportif, d'un acteur qui, regardée souvent, constitue l'image cible de ce que l'on aimerait être. Ou encore cet exemple que Michelle-J. Noël m'a raconté : une jeune femme s'était acheté une robe qui lui avait plu et dans laquelle elle voulait rentrer à telle date, pour telle occasion. Bien que les bourrelets fussent bien réels devant la glace et la robe un peu « juste ». Alors, chaque effort tendait vers ce but. Elle essayait régulièrement la robe pour voir les résultats. Dans un cas comme dans l'autre, elle restait motivée : soit du fait du découragement d'avoir cédé à la tentation, en se motivant doublement, soit par le bonheur encourageant d'avoir résisté. Ça marchait à tous les coups.

Avec pour corollaire l'image inverse – le prix à payer si vous ne faites pas ce qu'il faut. Le scénario catastrophe où vous vous voyez comme un « vieux croûton », gros, triste et moche, qui n'a plus envie de sortir, de manger, de danser, ni de faire l'amour...

C'est le même principe si vous imaginez que vous recevez au courrier un redressement d'impôt de 5 000 euros : rien que de visualiser la feuille, cela va vous parler, le ressenti de catastrophe va être immédiat !

Faire comme si vous l'aviez vécu... vous met en condition de le vivre !

La motivation, c'est le scénario où l'on vit la situation par anticipation. Vous bénéficiez du résultat avant même d'avoir initié la (bonne) démarche.

C'est un modèle d'excellence, qui va vous porter dans la bonne direction : c'est votre vision, c'est votre croyance et ce sont vos valeurs qui vont vous pousser à réussir.

Vous créez vos programmes sans, au début, le faire exprès. Dans votre pensée, vous faites les bons choix (se nourrir sainement, bouger…) en utilisant le « Je m'y vois déjà ».

Du coup, vous vivrez concrètement la situation dans votre corps et vous allez enclencher les réactions chimiques, stimuler les bons neuromédiateurs dans votre cerveau. Le seul moyen de sauvegarder cette motivation, et de la garder longtemps, c'est de vous répéter ce scénario, de vous le rejouer en boucle pendant vingt et un jours. Au bout de ces trois semaines, ce sera devenu une routine : il n'y a plus qu'à !

Soyons bien clair, tout cela n'est pas un long fleuve tranquille, et si vous avez craqué un soir, deux jours, ne vous découragez pas. Recommencez de zéro… mais vous ne repartez pas de zéro. Les habitudes travaillées la veille ou l'avant-veille de votre rechute s'ancrent dans notre horloge… On reprend les efforts là où on les avait laissés. Un chou à la crème, un saucisson avalé en guise de quatre-heures ne doivent pas marquer la fin d'un monde et de votre motivation.

Programmer pour profiter !

Vous pourrez vous projeter sans effort dans la perspective du : « Génial, cet après-midi, je vais aller courir, ça va me faire un bien fou ! »

Tout comme le plaisir de manger sainement qui passe par l'apprentissage de la cuisine. Savoir, à partir de quelques poireaux, de branches de céleri et de légumineuses, composer des mets délicieux, aussi bons pour votre corps que pour votre esprit.

Si vous vous interdisez formellement de faire quelque chose, et que vous vous jurez qu'à partir de maintenant, c'est comme ça et pas autrement, ça fonctionne aussi !

Votre cerveau va très vite pour assimiler les situations, sans se soucier forcément de démêler le vrai du faux. Du coup, vous « devenez » le comportement que vous avez commencé par imiter. Tout ce conditionnement passe par les métaprogrammes, un mot savant pour désigner les organisateurs de notre pensée, les fonctions qui régissent nos comportements.

On peut se mettre en situation d'échec en ramenant sans cesse le passé dans le présent (« Oui, mais, l'année dernière j'ai essayé, ça n'a pas marché... »).

Les gens qui réussissent sont ceux qui disent : « C'est moi qui décide, c'est moi qui fais : à partir de maintenant, je me prends en charge, je m'interdis formellement de parler de moi-même en termes négatifs ou péjoratifs, je me promets de ne plus me faire de mal. »

Réussir, par essence, c'est être soi-même !

Au lieu de se comparer, de chercher des similitudes, des ressemblances, il faut assumer et apprécier sa différence, avoir son style.

C'est à moi de décider ce qui va être plaisir et ce qui va être douleur. Ce ne sont pas la douleur ou le plaisir qui commandent, c'est moi qui garde la main.

Exemple? J'allume une cigarette: c'est agréable... ou pas! Libre à moi de décider que c'est déplaisant de fumer. Que cela donne mauvaise haleine, que cela me fait tousser et qu'avoir les vêtements qui sentent le vieux cendrier n'est pas forcément ce qu'il y a de plus sexy.

Libre à moi de décider que cela va être une douleur incommensurable de se laisser aller et au contraire un plaisir immense de bouger et de manger sainement.

Libre à moi de me donner les moyens de réussir.

Mais tout cela en s'accordant des délais réalistes, colline après colline toujours, pas de montagne d'obligations, et en donnant du temps au temps: perdre 50 kilos en trois mois, ça n'existe pas. Les objectifs doivent être tout aussi plausibles.

«Je ne serai pas forcément Arnold Schwarzenegger, ni Jane Fonda, mais je serai moi... en mieux!»

Dans son livre *Être l'auteur de sa vie,* Michelle-J. Noël écrit: «Il y a deux façons d'être malheureux dans la vie. Soit se donner des règles trop rigides – pour être un bon élève, il faut toujours avoir 18/19; pour être une bonne mère de famille, dîner fait maison tous les soirs à 20 heures et ménage impeccable –, et ces règles vont épuiser tout votre entourage. Soit se donner des règles que l'on ne peut pas contrôler parce qu'elles dépendent de l'environnement – ce qui signifie que d'autres ou des éléments extérieurs auront du pouvoir sur vous*. »

Stratégie mentale : le modèle d'excellence

Changer sa stratégie mentale, c'est entraîner tout le reste... vers le haut. Alors, on peut faire le choix de baisser les bras, d'abdiquer. C'est trop astreignant tout cela, il y a trop de contraintes, ça demande trop d'efforts. Mais on peut aussi au contraire se dire : ça en vaut la peine. Et je me fais une autre image de moi, à 80 ans, sur mes skis, dans ma piscine, avec mon amoureux ou mon amoureuse.

Michelle-J. Noël le raconte très bien, elle qui est une publicité vivante pour l'approche qu'elle enseigne : cette septuagénaire à la silhouette de tanagra (alors que c'est une ancienne obèse !) fait quinze ans de moins que son âge...

« Si on arrive en retard à mes cours, on n'entre pas : on attend la pause – comme à l'opéra. J'avais une élève, Maud, qui arrivait systématiquement en retard et qui se privait à chaque fois de deux heures de cours.

J'ai fini par lui demander quelle était sa stratégie de lever : "Eh bien... j'entends le réveil sonner... J'appuie dessus... Je pense que je suis bien, je reste au lit... et je me rendors !"

* Michelle-J. Noël, *Être l'auteur de sa vie. Choisir sa vie*, Quintessence, 2006.

Je lui ai raconté ma stratégie de réveil personnelle. J'entends le réveil qui sonne... j'appuie dessus (comme elle), mais là, je visualise soit, si je reste à la maison, mon petit déjeuner – j'adore ça –, soit ma voiture bien garée juste devant l'endroit où j'ai rendez-vous – j'adore ça aussi, mais cela signifie qu'il faut que je parte très tôt. Tout cela me donne des images plaisantes qui me poussent à me lever.

Voici ce que j'ai proposé à Maud : "Tu mets le réveil comme d'habitude, mais tu imagines un scénario où tu dois rencontrer l'homme de ta vie dans le métro et qu'à une rame près tu arrives trop tard et tu le rates..."

Maud a tout fait comme je le lui avais conseillé et elle n'a plus jamais été en retard.

Mais le plus beau, c'est qu'elle a rencontré un homme dans le métro. Elle rêvait d'être coiffeuse dans le cinéma, il était mannequin, elle est devenue coiffeuse de plateau... et ils ont fait deux enfants depuis* ! »

Si vous modifiez votre stratégie mentale, et donc votre vision, vous aurez plus de chances de générer le comportement qui va vous changer la vie...

Pour être bien, il faut se mettre dans la peau de quelqu'un qui va bien, et ne pas attendre de l'être ! Cela demande quelques efforts, notamment de prendre le temps d'y

* Entretien avec Michelle-J. Noël.

réfléchir et le construire. Ce rendez-vous avec vous est capital pour réussir dans la durée.

Amusez-vous ! Amusez-vous à être ce qui va vous faire plaisir ! Et vous le deviendrez... souvent.

Points forts à retenir

La clé d'un changement d'habitude, de comportement est dans la motivation en permanence stimulée.

Déterminer les valeurs qui vous animent, ces valeurs seront votre moteur intérieur de motivation.

Réussir, c'est être soi-même, c'est à vous de décider ce qui va être plaisir et ce qui va être douleur.

L'image du but « Je me vois déjà... » vous met en condition de le vivre.

CINQUIÈME RENDEZ-VOUS : ALCOOL ET TABAC

Les sources d'information sont nombreuses ; livres, sites, articles, conférences... Vous ne serez pas en peine pour vous documenter tant sur les ravages de ces deux produits que sur les façons de s'en séparer. Aussi, je voudrais simplement partager quelques éclairages qui me paraissent des fondamentaux.

Alcool : l'important, c'est la dose

Pour mémoire, une dose = 10 grammes d'alcool pur (10 centilitres de vin à 12 degrés, 25 centilitres de bière à 5 degrés, 3 centilitres de whisky à 40 degrés). Et le vin contient bien de l'éthanol comme tous les alcools. 58 % de la consommation d'alcool en France, c'est du vin, devant les spiritueux (21 %) et les bières (20 %). Pour réduire les dangers de l'alcool sur la santé, en théorie 10 unités par semaine sont tolérables. Le rythme conseillé ? Deux verres (maximum) par jour, cinq jours de la semaine, et tout le monde à l'eau les deux jours restants ! En fait, 10 % des Français boiraient quotidiennement et 41 000 personnes (30 000 hommes) en décèdent de façon prématurée chaque année.

La modération reste le slogan – et la vérité – de cette épineuse question française. Il est vrai que la consommation diminue un peu chaque année, mais que les maladies secondaires liées à l'excès d'alcool restent très nombreuses. Ce n'est pas le petit effet protecteur avec un à deux verres par jour pour certaines maladies cardiovasculaires qui doit faire oublier les cirrhoses, les infarctus, les maladies digestives mais aussi certains cancers. Cette pratique ne supprime pas les effets nuisibles du tabac, d'une diète riche en matières grasses, d'une faible consommation de fruits et de légumes et d'un manque d'activité physique. Une étude a même évoqué une augmentation du risque de cancer du sein dès le premier verre.

Quoi qu'il en soit, comme en tout, c'est un choix de se priver de tout... mais plus réaliste d'en profiter avec modération en toute connaissance de cause. Avec l'injustice également dans ce domaine, les effets à court ou long terme seront très différents chez l'un ou l'autre d'entre nous.

Se modérer sans modération !

Savez-vous réellement « combien » vous buvez ? Selon une enquête récente des autorités de santé, plus de 33 % des hommes et 15 % des femmes de moins de 35 ans ont une consommation « à risque ». Une alerte à méditer, tant il est difficile d'avoir du recul sur sa propre consommation.

Le premier signe révélateur d'une dépendance est l'impossibilité de passer deux jours sans alcool. Les excuses habituelles, du type « Ma consommation n'est pas si importante » ou « Ça ne va pas changer grand-chose », ne sont pas une réponse. Il faut faire des breaks. Ensuite, la consommation sur une semaine doit être mesurée. Au-dessus de 10 verres, soit autant d'unités d'alcool, on entre dans une consommation que l'on ne maîtrise plus, avec de vrais risques pour la santé. Restez à l'écoute de vos proches, qui ne partagent peut-être pas tous vos souvenirs mémorables de soirées arrosées.

Si jamais l'un de ces points vous interpelle, il est temps de réagir. Il n'est pas question d'abstinence, rassurez-vous – sauf si vous êtes une future maman, le zéro alcool fait l'unanimité scientifique ! Mais prévenir les débordements vous aidera à mieux profiter des moments de plaisir et de partage sans crainte de dépasser la ligne rouge.

L'alcool n'est pas destiné à étancher la soif. Une bière ou un verre de rosé un après-midi de canicule n'ont rien de désaltérant, bien au contraire. Mieux vaut commencer par une boisson non alcoolisée et non sucrée pour se désaltérer.

Retardez ensuite l'heure de votre premier verre et évitez de boire en solo. Prendre un verre doit être un moment convivial. Pas besoin de se presser de boire, ni de vider votre verre. Le garder un peu rempli vous protégera des serveurs trop pressés de vous resservir.

Si vous maîtrisez votre consommation, interrogez-vous sur les éventuels excès de certains proches. N'hésitez pas à leur en parler. Il ne s'agit pas de les faire culpabiliser ou de donner une leçon de morale. Il faut donner des conseils adéquats, et leur faire comprendre peu à peu qu'ils sont dans une zone à risque. C'est la première étape, mais aussi la plus importante, pour ouvrir la voie au changement.

***Binge drinking* ou « biture express »**

Si les jeunes ne conçoivent que rarement la fête sans alcool, le *binge drinking* consiste à s'enivrer le plus rapidement possible en buvant une grande quantité d'alcool (au moins 6 ou 7 verres d'alcool, plutôt fort, associé ou non à des boissons énergisantes pour « monter » plus vite) en moins de deux heures. Venue d'Angleterre, cette mode a envahi l'Europe et touche plutôt les jeunes et les jeunes femmes en particulier. Selon l'Institut de veille sanitaire (2015), en France, 4 % des 15-24 ans, 10 % des 25-34 ans et 6 % des 33-44 ans s'y sont adonnés au moins une fois dans l'année. Les psychologues expliquent ce phénomène par une quête de liberté et, au-delà de s'amuser, de tester ses limites et de se mettre en danger.

Ce mode de consommation excessive a de nombreuses conséquences : coma éthylique potentiellement mortel, accidents de la circulation, rapports sexuels non protégés, accès de violence, en particulier envers les femmes, et à plus long terme dépendance et conséquences neurologiques sur le cerveau.

Le portail des addictions *Addict AIDE*

Ce portail a récemment mis en ligne deux questionnaires qui permettent d'analyser sa consommation d'alcool et son risque d'addiction.

Le questionnaire FACE analyse en cinq questions la consommation d'alcool des douze derniers mois.

Au cours de l'année écoulée, à quelle fréquence vous est-il arrivé de consommer des boissons contenant de l'alcool ?

❑ Jamais ❑ Au moins une fois par mois
❑ 2 à 4 fois par mois ❑ 2 à 3 fois par semaine
❑ 4 fois ou plus par semaine

Au cours de l'année écoulée, combien de verres standards avez-vous bu au cours d'une journée ordinaire où vous buvez de l'alcool ?

❑ 1 ou 2 ❑ 3 ou 4 ❑ 5 ou 6
❑ 7 à 9 ❑ 10 ou plus

Au cours de votre vie, votre entourage vous a-t-il fait des remarques au sujet de votre consommation d'alcool ?

❑ Oui ❑ Non

Au cours de votre vie, avez-vous déjà eu besoin d'alcool le matin pour vous sentir en forme ?

❑ Oui ❑ Non

Au cours de votre vie, vous est-il arrivé de boire et de ne plus vous souvenir ensuite de ce que vous avez pu dire ou faire ?

❑ Oui ❑ Non

Vous êtes :

❑ Un homme ❑ Une femme

L'autre questionnaire développé par l'Organisation mondiale de la santé, AUDIT (*Alcohol Use Disorders Identification Test*), propose une évaluation du risque d'addiction à l'alcool en 10 questions (sur le site www.addictaide.fr/alcool, par exemple).

Alcool Info Service propose également des tests avec des informations personnalisées et un programme d'aide qui permet de se fixer des objectifs et de suivre les changements intervenus. Cette structure est à la disposition de tous pour en parler, s'informer, obtenir une orientation : 0980980930 tous les jours entre 8 heures et 2 heures (coût d'une communication locale).

Signalons aussi le site www.test-addicto.fr qui propose de nombreux questionnaires pour se situer par rapport à presque toutes les addictions : achats compulsifs, benzodiazépines, tabac, consommation de cannabis, addiction au travail, addiction à Internet, mais aussi certaines maladies : dépression, anxiété, BPCO (maladie pulmonaire) ou troubles du comportement : anorexie, boulimie... entre autres.

Arrêter de fumer, un vrai conte de fées ?

Ça y est, vous avez arrêté le tabac ! Une date à marquer d'une pierre blanche : au fil des prochaines semaines, la toux va s'estomper, la fatigue s'atténuer et le goût des aliments revenir. Puis, dans un an, le risque d'accident coronaire sera divisé par deux par rapport au fumeur que vous étiez.

Voici le programme des bonnes nouvelles si vous arrêtez de fumer.

Après la dernière cigarette :

2 semaines à 3 mois : La toux et la fatigue diminuent. Vous récupérez du souffle. Vous marchez plus facilement. Vous recouvrez le goût et les odeurs.

1 à 9 mois : Les cils bronchiques repoussent. Vous êtes de moins en moins essoufflé.

1 an : Le risque d'infarctus du myocarde diminue de moitié. Le risque d'accident vasculaire cérébral rejoint celui d'un non-fumeur.

5 ans : Le risque de cancer du poumon diminue presque de moitié.

10 à 15 ans : L'espérance de vie redevient identique à celle des personnes n'ayant jamais fumé avec un risque cardiovasculaire similaire aux non-fumeurs. Enfin, au bout de dix ans sans cigarette, le risque de cancer du poumon redevient celui du non-fumeur.

Cette histoire est-elle la vôtre ou s'agit-il encore d'une fiction de santé ?

Arrêter le tabac est une épreuve difficile, tout le monde vous le dit, et pourtant...

L'idée que se font parfois les fumeurs de l'arrêt du tabac les empêche d'avancer. Avec cette surprise pour un certain nombre (seulement) : « Si j'avais su que le sevrage était aussi simple, j'aurais franchi le pas avant. »

Alors, quels freins persistent ? La peur de déprimer, de prendre du poids, de ne plus réussir à travailler... ou tout simplement d'échouer. Pourtant, l'arrêt de la cigarette ne devrait pas être une épreuve totalement inconfortable. Des stratégies psychologiques et thérapeutiques ont fait leurs preuves. Même la cigarette électronique, qui ne fait pourtant pas l'unanimité, prend progressivement sa place dans la lutte contre le tabac avec de bons résultats sur le terrain.

Et puis il a été prouvé (lors du suivi après le « Mois sans tabac ») qu'après trente jours sans cigarettes les chances d'arrêter pour de bon sont multipliées par cinq.

L'échec, voie de la… réussite !

Regardons de plus près cette peur de l'échec. Peut-être avez-vous déjà réussi à vivre quelques jours sans cigarettes ou même réduit votre consommation sans toutefois parvenir à la stopper complètement. Eh bien, c'est déjà une petite victoire : l'arrêt du tabac ne se fait pas forcément en une seule fois. Chaque tentative est un pas vers le succès. Et c'est plutôt un bon pronostic pour réussir le sevrage. Donc, pas question de baisser les bras. Mais le sevrage tabagique n'est pas une démarche solitaire : conjoints et (vrais) amis sont vos meilleurs alliés (ou parfois vos plus grands tentateurs !). N'hésitez pas à les mettre en position de coachs en leur annonçant votre décision. Expliquez-leur vos doutes, vos inquiétudes. Leurs encouragements vous aideront à apprécier vos progrès, à comprendre que votre santé compte pour eux… et que leur attachement n'est pas un écran de fumée.

La e-cigarette fait maintenant partie de l'arsenal des possibles pour aider à arrêter de fumer aux côtés des patchs, gommes… (remboursés à 65 %), des thérapies comportementales et des médicaments sous suivi médical strict (bupropion LP, varénicline, ce dernier peut être remboursé). L'hypnose et l'acupuncture peuvent aider.

Le débat sur l'efficacité et sur l'innocuité du vapotage demeure. Un essai « randomisé » (inclusion aléatoire) récent est le premier à démontrer que la cigarette électronique est plus efficace que les substituts nicotiniques pour parvenir à une abstinence au long cours ! Un peu moins de un fumeur sur cinq échappe à l'addiction grâce à elle – contre un peu moins de un sur dix avec les substituts, ce qui incite à un triomphe modeste mais indéniable. À noter que les deux traitements ont été accompagnés par un soutien psycho-comportemental hebdomadaire au moins pendant les quatre premières semaines de l'essai. En revanche, la cigarette électronique était encore consommée par 80 % des participants à la fin de l'étude (contre 9 % seulement des utilisateurs des substituts à la nicotine). De sorte que l'on peut se demander si l'addiction à la cigarette n'aurait pas été remplacée par une addition à la e-cigarette...

Enfin, la tolérance à long terme de l'e-cigarette mérite d'être étudiée, même si elle n'a rien à voir avec les effets mortifères de la cigarette conventionnelle. Cela suppose une qualité contrôlée du e-liquide (norme Afnor en France) et le choix d'un bon dosage de nicotine. Récemment, des décès et des maladies pulmonaires ont été rapportés aux États-Unis. Il semble que l'origine soit dans des e-liquides contaminés par des dérivés toxiques et l'usage de doses élevées de cannabis sous forme de THC ou de vitamine E, donc un détournement de l'usage. Ne pas confondre contenant et contenu.

Évaluation de la dépendance chimique à la nicotine

Le questionnaire de Fagerström est un incontournable pour un fumeur qui veut savoir où il en est de sa dépendance. À votre calculette...

Combien de temps après votre réveil fumez-vous votre première cigarette ?

❑ Dans les 5 premières minutes	3
❑ Entre 6 et 30 minutes	2
❑ Entre 31 et 60 minutes	1
❑ Après 60 minutes	0

Trouvez-vous difficile de vous abstenir de fumer dans les endroits où c'est interdit ?

❑ Oui	1
❑ Non	0

À quelle cigarette de la journée renonceriez-vous le plus difficilement ?

❑ La première le matin	1
❑ N'importe quelle autre	0

Combien de cigarettes fumez-vous en moyenne par jour ?

❑ 10 au moins	0
❑ 11 à 20	1
❑ 21 à 30	2
❑ 31 ou plus	3

Fumez-vous à un rythme plus soutenu le matin que l'après-midi ?

❑ Oui	1
❑ Non	0

Fumez-vous lorsque vous êtes malade, au point de devoir rester au lit presque toute la journée ?

❑ Oui 1

❑ Non 0

Ce que l'on peut tirer du total sur un plan pratique :
SCORE DE 0 À 2 : Vous n'êtes pas dépendant à la nicotine. Vous pouvez arrêter de fumer sans avoir recours à des substituts nicotiniques. Si toutefois vous redoutez l'arrêt, vous pouvez en parler avec un professionnel de santé pour avoir des conseils utiles de type comportementaux (jeter les cendriers, boire un verre d'eau...).
SCORE DE 3 À 4 : Vous êtes faiblement dépendant à la nicotine. Vous pouvez vous arrêter de fumer sans avoir recours à un substitut nicotinique. En cas de manque ou de difficultés passagères (irritabilité, envie très forte...) un comprimé à sucer, une gomme à mâcher, un comprimé sublingual pourront, cependant, vous aider à passer le cap.
SCORE DE 5 À 6 : Vous êtes moyennement dépendant. L'utilisation des traitements pharmacologiques de substitution nicotinique va augmenter vos chances de réussite. Un professionnel de santé sera utile pour vous aider à choisir la galénique la plus adaptée.
SCORE DE 7 À 10 : Vous êtes fortement ou très fortement dépendant à la nicotine. L'utilisation de traitements pharmacologiques est recommandée (traitement nicotinique de substitution ou bupropion LP ou varénicline). Ce traitement doit être utilisé à dose suffisante et adaptée. Un professionnel de santé, voire un tabacologue sont indispensables.

Dans tous les cas, Tabac Info Service, le 39 89*, est une aide possible à tous les stades. Quand on sait, c'est plus facile d'arrêter...

* 0,15 euro/minute depuis un poste fixe, du lundi au samedi de 8 heures à 20 heures.

Points forts à retenir

Avec l'alcool, l'important, c'est la dose. Il peut avoir un impact sur votre santé dès le premier verre...

10 unités d'alcool par semaine sont tolérables, deux verres au maximum par jour sur cinq jours et deux jours à l'eau... c'est la modération réaliste !

Quand on arrête de fumer, les bénéfices pour la santé sont réels dès la première année. L'espérance de vie au bout de dix-quinze ans redevient celle des personnes n'ayant jamais fumé.

L'arrêt du tabac ne se fait pas forcément en une seule fois et chaque tentative est un pas vers le succès. Le mieux est de ne pas commencer à fumer, le moindre mal est d'essayer de s'arrêter avec une e-cigarette ou des substituts nicotiniques, le pire, évidemment, étant de continuer à fumer.

SIXIÈME RENDEZ-VOUS : VOTRE NUTRITION

S'il est bien un rendez-vous qui fait (presque) l'unanimité quand on souhaite faire attention à sa santé, c'est la façon dont on se nourrit.

La nutrition, c'est aussi de la prévention

Une alimentation saine et équilibrée, nous le savons tous, est la base. Les bonnes règles de nutrition sont reconnues scientifiquement par la Haute Autorité de santé, depuis 2011, comme une « thérapeutique non médicamenteuse validée ».

Une alimentation équilibrée en quantité et en qualité, à base de produits sains (et le moins transformés possible), est un facteur de bonne santé, vital pour la croissance, l'immunité et un vieillissement réussi. À trop manger on élimine mal, surtout si l'on assaisonne le tout d'une bonne dose de sédentarité. Vous y ajoutez l'excès d'acides gras saturés, de salé, de sucré...

Les liens entre l'alimentation et la santé ne sont plus contestés – ni contestables. L'inadéquation entre les besoins et les apports nutritionnels joue un rôle important dans le déclenchement de nombreux cancers et maladies cardiovasculaires, qui représentent plus de 55 % des 600 000 décès annuels en France.

Une étude récente, menée dans huit pays européens, confirme que consommer des aliments riches en sel, en sucre et en graisses (gâteaux et biscuits sucrés et salés, crèmes, ketchup ou encore viande rouge transformée...) augmente de 7 % le risque de développer un cancer.

Ce risque augmenté a notamment été constaté pour les cancers du côlon, des voies aérodigestives supérieures, de l'estomac, du poumon chez les hommes, du foie et du sein (après la ménopause) chez les femmes.

Des facteurs nutritionnels sont aussi largement impliqués dans l'apparition ou la protection vis-à-vis du diabète, de l'obésité, de l'ostéoporose...

L'environnement est régulièrement pointé du doigt avec l'usage des pesticides et le lien possible avec des cancers lors d'exposition prolongée, même à faibles doses. Une étude récente, à partir de la cohorte française NutriNet-Santé, a démontré qu'une forte consommation d'aliments issus de l'agriculture biologique est associée à un risque moindre de survenue de certains cancers.

Chacun de nous a des connaissances ou des idées reçues en nutrition. Mais il est toujours bon de rappeler les grandes règles physiologiques, les fondamentaux en l'état actuel des connaissances. Même si en médecine, on sait ce qu'il en est des vérités absolues d'un jour, contredites vingt ans plus tard : restons humbles…

Pour se motiver, et avant de penser à changer ses comportements (les habitudes alimentaires comme les autres), revisiter les informations de base va vous permettre de les passer au tamis. Les composantes génétiques, épigénétiques et comportementales de chacun d'entre nous changent la donne…

Tout ce qui est proposé dans les plans gouvernementaux de santé publique ou dans les interventions des experts sont des propositions et conseils qui se veulent globalement favorables au plus grand nombre. Mais rien ne remplace un vrai travail de fond basé sur une parfaite coopération entre patient et professionnel de santé.

Colline après colline, toujours des objectifs que vous aurez plaisir (et fierté !) à atteindre… à votre rythme.

Nous allons illustrer un certain nombre de démarches, des neurosciences à la micronutrition, afin de mettre à votre disposition une palette dans laquelle, comme sur une carte de restaurant, vous allez choisir ce qui va vous convenir, en fonction de votre objectif. Ce ne sont pas les portes d'entrée qui manquent.

Pour comprendre comment on mange, il faut interroger vos habitudes alimentaires. Rien de tel qu'un autoquestionnaire. S'arrêter une minute pour consigner ce qui est dans votre assiette et dans votre verre, noter sur un agenda (ou *via* une appli) tous vos menus sur une semaine est une des façons de prendre rendez-vous avec vous.

Votre autoquestionnaire nutrition

Voici le genre de questions faciles à se poser* :

À quelle fréquence consommez-vous des fruits et des légumes ?

❑ Jamais
❑ Rarement
❑ Parfois
❑ Souvent
❑ Tous les jours

* Extrait du questionnaire « ET LA SANTÉ ! ».

À quelle fréquence consommez-vous de la viande, du poisson ou des œufs ?

❑ Moins de 1 fois par jour
❑ 1 fois par jour
❑ 2 fois par jour

À quelle fréquence consommez-vous des produits laitiers ?

1 portion = 1 verre de lait ou 1 yaourt ou 1 morceau de fromage

❑ Moins de 1 portion par jour
❑ 1 à 3 portions par jour
❑ Plus de 3 portions par jour

Quelles huiles d'assaisonnement utilisez-vous le plus souvent ?

❑ Huile de colza
❑ Mélange colza/olive, colza/noix
❑ Huile d'olive
❑ Huile de tournesol
❑ Aucune huile

À quelle fréquence consommez-vous des légumes secs, légumineuses et/ou des céréales complètes ? Lentilles, fèves, haricots secs ; quinoa, boulgour, riz complet…

❑ Jamais
❑ Rarement (moins d'1 fois par semaine)
❑ 1 à 3 fois par semaine
❑ Plus de 3 fois par semaine
❑ Tous les jours

À quelle fréquence consommez-vous des aliments « fast-foods » ?

(Hamburgers, pizzas, kebabs, paninis, sandwichs…)

❑ Jamais
❑ Rarement (moins d'1 fois par semaine)
❑ 1 à 3 fois par semaine
❑ Plus de 3 fois par semaine
❑ Tous les jours

Cartes sur table : je le sais mais… si je suivais les conseils ?

Il faut être pragmatique en termes de nutrition, c'est pourquoi l'approche de Jean-Michel Lecerf, qui dirige le service nutrition et activité physique à l'Institut Pasteur de Lille, reste ma référence.

Avec trois règles de grand bon sens :

Règle n° 1 : il n'y a pas de mauvais aliment : seul l'excès est problématique. J'adore cette phrase : « En nutrition, c'est la dose le poison ! »

Règle n° 2 : il n'y a pas d'aliment parfait : seul le lait maternel est complet… Dans tous les autres, il manque quelque chose !

Règle n° 3 : il n'y a pas d'aliment indispensable : seuls les nutriments le sont (on peut ainsi remplacer la viande par d'autres protéines).

Cette approche a le mérite d'éviter toute notion de dogme : les régimes sont parfois destinés… à engraisser le compte en banque de leurs auteurs, pour la bonne raison que l'on ne peut pas édicter de règles globales. On ne peut être que dans l'individuel et le personnalisé, le sur-mesure.

Contrôler les entrées et surveiller les sorties… sont les deux grands équilibres à respecter pour une bonne équation alimentaire.

« Combien » je mange ?

Si l'on a un poids correct et stable, c'est que la balance entre les entrées et les sorties est correcte. Il n'y a pas de secret, l'équilibre pondéral est lié aux quantités consommées et brûlées. Il y a bien sûr les exceptions agaçantes, comme ces gros mangeurs qui ne prennent quasiment pas un gramme et ces appétits d'oiseau qui grossissent à la seule vue d'un aliment – c'est une image, bien sûr !

Une fois cette injustice digérée, il faut accepter cette notion d'individualisation, de personnalisation. C'est la base qui permet de déculpabiliser : il suffit alors de définir son propre profil et l'approche qui va avec.

Qu'est-ce que je mange ?

La seule règle absolue est celle de la variété et de la qualité nutritionnelle : ne pas manger toujours la même chose, tous les jours, que ce soit des pizzas, de la viande grillée ou des aliments sucrés... ! Ce principe consistant à varier les aliments consommés est fondamental. Plus on cuisine soi-même, plus il devient facile de se donner de vrais rendez-vous pour manger en solo, en famille ou en groupe, et surtout de garder la pleine maîtrise de ce que l'on ingère. Le contexte est tout sauf anodin. Manger seul devant la télé ou se mettre à table devant sa tablette, ce n'est pas la même chose... que de partager un repas en famille ou en amoureux...

Apprendre à écouter son corps

Cela veut dire respecter les signaux de faim et de satiété qu'il nous envoie. Ce n'est pas la peine de se forcer à manger sous prétexte que « c'est l'heure ! » ou « pour finir son assiette » !

Quelques règles simples frappées au coin du bon sens :

- garder à l'esprit un minimum quotidien de cinq fruits et légumes... Et d'ailleurs, plutôt quatre légumes et un fruit que l'inverse : un excès de fruit (surtout sous forme de jus) va lester la barque en sucre ;
- ne pas se resservir d'un plat, une fois son assiette terminée ;
- ne pas mettre le sel sur la table ;

- ne pas remplir ses placards ou son frigo de produits d'appel au grignotage ;
- se peser régulièrement pour suivre l'évolution de son poids et s'autoréguler en cas d'excès (chacun trouvera son propre rythme, sans que cela ne tourne à l'obsession).

Suivre son poids, utile avec quelques nuances...

Une fois par semaine suffit. Connaître son poids et le pondérer par la taille, ça s'appelle l'IMC. Pour rappel, l'indice de masse corporelle est calculé en divisant le poids par la taille au carré.

Des études scientifiques ont permis d'établir les seuils servant à identifier les zones à risque, notamment en termes de maladies cardiovasculaires.

IMC (kg/m²)	Interprétation
Moins de 18,5	Maigreur anormale
18,5 à 25	Corpulence normale
25 à 30	Surpoids
30 à 35	Obésité modérée
35 à 40	Obésité sévère
Plus de 40	Obésité morbide ou massive

Il existe une autre façon d'appréhender son poids, plus précise. La balance à impédancemétrie vous éclaire sur les composantes de votre poids dans la mesure où elle indique la répartition entre tissus graisseux, muscles, os et eau, permettant ainsi de visualiser les éventuels déséquilibres corporels. Cela permet d'affiner l'approche pondérale et de savoir ce qui se cache derrière un poids annoncé à 92 kilos. Teddy Riner, qui flirte avec les 140 kilos pour 2,04 mètres, a un poids supérieur aux standards si l'on considère seulement son IMC. Sauf que… son corps est composé à 72 % de muscles – ce qui est beaucoup plus facile à accepter que l'équivalent en graisses !

Les régimes amaigrissants qui font grossir

Selon une expertise scientifique de l'Anses (Agence nationale de sécurité sanitaire de l'alimentation, de l'environnement et du travail), « un des inconvénients majeurs des régimes amaigrissants semble être… la prise de poids ! […] La restriction calorique et les déséquilibres alimentaires entraînés par au moins quinze régimes populaires et très diffusés auprès du grand public sont associés à une reprise de poids. En cause : des modifications du métabolisme énergétique et la diminution de la masse corporelle métaboliquement active (masse maigre) ». En outre, l'expertise alerte sur de possibles risques pour la santé osseuse, le système cardiovasculaire et les reins, ainsi que la possibilité de perturbations psychologiques de type anorexie/boulimie en cas de régime trop strict. L'Agence rappelle en conséquence qu'« un régime amaigrissant n'est pas anodin et doit faire l'objet d'une surveillance attentive par un spécialiste en nutrition ».

Ce qui fait votre comportement alimentaire

On mange d'abord parce que l'on a faim : facile à dire mais c'est bien sûr plus complexe que cela. L'analyse des ressorts de votre comportement à table permet d'aller plus loin. Un aliment n'est pas isolé mais intégré à un contexte, à un mode de vie. Les passionnants travaux de Jean-Pierre Poulain, sociologue et anthropologue éminent de l'alimentation, et de Jacques Fradin, fondateur de l'Institut de médecine environnementale, ont largement éclairé ce subtil mélange qui appartient à chacun.

Dans l'approche psychanalytique, le désir tient autant de place dans notre rapport à la nourriture qu'en matière de sexualité.

Dans l'approche sociétale, les modèles s'imposent à nous et l'âge, le sexe, la position sociale entrent en jeu. Pour simplifier, les spécialistes analysent votre façon de manger à travers quatre dimensions.

La dimension santé

Certains aliments sont effectivement néfastes, en tout cas, en quantité et en fréquence déraisonnables. C'est la répétition de la consommation d'aliments inadaptés qui pose problème. Un comportement aberrant huit jours par an n'aura pas de conséquence, mais si l'on reproduit ce modèle négatif quotidiennement, cela va perturber le fonctionnement de l'organisme et demander au corps de vraies adaptations pour se maintenir en bonne santé.

La dimension sociale

Le repas est un moment de lien familial, amical, professionnel par excellence. Il est important d'apprécier votre niveau de conscience de ce lien mais aussi de tenir compte de ce que vous pourrez en faire. Si vous rentrez déjeuner chez vous, ou si vous passez votre temps sur les routes, ou au restaurant, le discours ne sera pas le même !

La dimension plaisir

Celle-là va jouer un rôle crucial, déterminant, dans votre démarche : les changements de comportement ne pourront pas s'inscrire dans la durée si vous êtes dans un état de frustration permanente. Il faut donc se poser les bonnes questions : « Qu'est-ce qui me fait (ou me ferait) plaisir ? De quoi ai-je vraiment envie ? Et qu'ai-je envie de partager ? »

La dimension symbolique

Il ne faut pas la sous-estimer : elle intervient dans la représentation, l'image que l'on se fait des différents aliments. Pour illustrer cette dimension de façon un peu caricaturale : d'un côté le steak et la côte de bœuf qui seraient pour « les mecs, les vrais », ceux qui se shootent à la testostérone... Et, de l'autre, la petite salade entre copines. On peut extrapoler à partir des mets auxquels on s'identifie !

Une fois votre attitude repérée au travers de ces quatre dimensions, les spécialistes déterminent votre profil et vous proposent des conseils sur mesure. Il ne s'agit pas de vous changer de fond en comble, mais de savoir qui vous êtes, ce qui vous motive, pour vous aider à adapter votre alimentation.

De l'obsession diététique à l'épicurisme sans entraves, les recherches en neurocognitivisme ont dessiné huit profils de mangeurs, qui font le lien entre tempérament et comportement alimentaire. Je suis sûr que vous allez vous reconnaître.

Le bon vivant

Il fait preuve d'une curiosité tous azimuts, d'optimisme, d'adaptabilité, mais en mode force tranquille.

À table, cela se traduit par un goût certain pour la bonne chère et la tradition. Votre philosophie ? Changer pour encore meilleur, si on ne vous impose rien, que du plaisir en sus !

Le pur esprit

C'est un spécialiste de la vision à long terme, qui fait preuve d'avant-gardisme et de sens des responsabilités.

À table, manger n'est pas une priorité, la monotonie n'est pas un souci pour vous. Mais la variété est nécessaire pour vous maintenir en bonne santé : il faudra vous y aider !

Celui qui recherche du « tout neuf » !

Il cherche à explorer, s'amuser, découvrir, s'enivrer de variété.

À table, cela rime avec exotisme, originalité, créativité : on peut vous motiver en vous entraînant à la découverte de saveurs inédites.

L'amoureux du cocooning

Il a le sens de l'épargne et du confort, c'est une personnalité économe et prévoyante.

À table, c'est la quête de bons plats rassurants, la cuisine de maman, le bon bistrot pas trop cher. Vous serez sensible à un discours de bonne gestion et de menus programmés à long terme.

L'esthète

Il place au premier plan les valeurs d'art de vivre, de paix et de loyauté.

À table, ce sera raffinement, grands crus et mondanité assumés avec élégance, la ligne méditerranéenne vous paraîtra facile à suivre.

Le combattant

Le sens de la compétition peut vous faire confondre vitesse et précipitation, intégrant la performance jusque dans la façon de vous nourrir.

Ravitaillement en vol, sur le pouce, le restaurant est réservé au business. L'amélioration de vos performances sera une motivation de premier ordre.

Le convivial

Tout dans l'affect, le partage, la douceur...

À table, cela se décline par tout ce qui a goût d'enfance, le sucré qui rassure, l'onctueux qui réconforte – une approche très coachée vous rassurera, mais à condition de vous en détacher et de convaincre vos proches.

Le généreux

Il cherche à faire plaisir, son bonheur passe par celui des autres.

À table si vous êtes seul, manger est presque mécanique. Par contre, vous aimez cuisiner pour les autres et partager plus que la nourriture.

Une fois votre profil précisé, le nutritionniste pourra vous proposer des « recettes » de nutrition et de micronutrition pour adapter votre alimentation. Un atout de plus vers une prise en charge personnalisée de votre quête de la pleine santé !

Sept points de repère à garder en tête

Est-ce que je mange trop ?

Notre corps est programmé depuis la nuit des temps : on lui a appris à stocker quand la chasse était bonne et le gène de l'« appétit sans faim » continue à nous leurrer dans nos sociétés de satiété !

Après une période de restriction, un régime par exemple, l'organisme profite du retour à une alimentation normale pour faire des réserves en prévision d'une nouvelle disette. Alors, pour retrouver la ligne, faut-il vraiment compter sur la restriction énergétique, ces périodes de jeûne et d'apports moindres en calories ?

Oui et non. La restriction est meilleure que l'excès. Mais si on la compare à une alimentation normale, le bénéfice n'est pas certain. Aucune étude n'a en effet démontré les bienfaits des régimes restrictifs sur la santé. En revanche, les risques sont bien réels : réduire drastiquement son alimentation peut entraîner une baisse des apports essentiels en vitamines et en minéraux comme de la masse maigre (muscles, os, peau, organes).

Plutôt que de se restreindre, mieux vaut chercher la bonne adéquation entre son alimentation et ses besoins. Si vous prenez du poids, c'est qu'il y a un déséquilibre, et ce, même si vous ne mangez pas plus que d'autres. Il faut d'abord augmenter ses dépenses, en faisant plus d'activité physique. Quel que soit votre état, il y a toujours une forme d'activité qui vous conviendra, une activité physique adaptée.

Apprenez à respecter l'état de satiété – ne mangez pas quand vous n'avez pas faim – et surtout, évitez les pièges des aliments gras et trop caloriques. Par ailleurs, la prise de poids peut être le symptôme d'autres problèmes : stress, modification du mode de vie… Repérez-les vite avant que la nourriture ne devienne un « soutien émotionnel » dont il sera ensuite bien difficile de se passer. Gardez à l'esprit qu'en matière de poids le mieux est l'ennemi du bien. À vouloir maigrir trop et trop vite, on risque de reprendre rapidement du poids. Mieux vaut apprendre à se contenter d'une ligne optimale plus qu'idéale. De petits ajustements qualitatifs et quantitatifs suffiront souvent à inverser la courbe.

En revanche, le fait de prendre son temps, d'être bien assis et de manger posément permet d'atteindre tranquillement le seuil de satiété – dont le message n'arrive au cerveau que vingt minutes après le début d'un repas. Sans oublier de mastiquer (20 sur 20 si vous tenez jusqu'à vingt !), cela aide nos enzymes à bien préparer la digestion. Une modification de comportement qui fait partie des fondamentaux et que l'on peut conseiller à tous parce qu'elle concerne la plupart de nos contemporains pressés-stressés !

Enfin, une recette proposée par Jacques Fradin pourrait motiver certains pour « organiser » leur vie alimentaire autour de séquences hebdomadaires. Si l'on admet comme lui que se faire plaisir tous les jours diminue la sensation de plaisir, la théorie du 5/2, cinq jours de plaisir, deux jours de sérieux, peut être séduisante. Comme pour l'alcool où les recommandations de modération invitent à ne pas boire deux jours sur sept (deux verres maximum les autres jours), on pourrait aussi modérer ses apports alimentaires en quantité et en calories deux jours par semaine.

Place au jeûne ?

Sans aller jusqu'aux approches radicales qui semblent n'avoir montré de bénéfices que dans certains domaines thérapeutiques, l'accompagnement des traitements du cancer en particulier, le jeûne sur de longues périodes est exclusivement réservé à un suivi médical strict. Une dose de jeûne quotidienne, une fois de temps en temps, permet toutefois de laisser souffler l'organisme. Particulièrement efficace à condition de bien s'hydrater, le jeûne de seize heures consiste à remplacer le petit déjeuner solide par des boissons chaudes (thé vert idéalement) et donc de faire la pause entre la fin du dîner et le début du repas de midi, qui prendra son sens littéral de dé-jeuner. Ce n'est en aucun cas un régime, comme certains le prétendent, et il ne fait pas spécialement perdre de poids, mais il peut être vécu comme une cure de repos digestif régénérante.

Un écho laïque aux pratiques purificatrices du ramadan, du carême ou de la semaine précédant Kippour, dans la tradition des grandes religions monothéistes...

Est-ce que je mange trop de sucre ?

Casser du sucre sur le dos... des sucres cachés

Le « bon » sucre a la réputation non usurpée d'être un formidable carburant. Il incarne l'aliment plaisir par excellence. Les glucides des céréales complètes (ayant gardé leur enveloppe très riche en fibres et leur germe : riz, blé, seigle, sarrasin…) et des légumes secs riches en fibres sont une source d'énergie essentielle. En particulier pour les grands sportifs (avec la *pasta party*) dont les rations ne sont évidemment pas taillées pour nous autres, commun des mortels !

Alors, pourquoi consommer moins de sucre ?

Il s'agit là encore de faire la chasse aux excès. Traquer en particulier celui des sodas et des boissons sucrées, et surtout les sucres cachés au sein des produits transformés par l'industrie agroalimentaire. Ils rendent ainsi plus « comestible » la plus fade des préparations fromagères ou charcutières. Et leur consommation entraîne une addiction à ce sucre, au goût difficile à déceler, mais qui sait parler à votre cerveau. Depuis 2012, la « taxe soda » a été instituée pour inciter les industriels à réduire de 15 à 30 % la teneur en sucre de leurs produits. Elle a été aménagée en juillet 2018 : plus la boisson contient de sucre, plus la taxe est élevée. Mission accomplie : les fabricants de soda ont drastiquement fait baisser le niveau de sucre de leurs boissons.

D'autre part, le trop sucré, au-delà de la seule question de la prise de poids, a pour autre effet d'accélérer le vieillissement de l'organisme. Plus on mange sucré, plus le besoin de sucre se fait sentir. Et va stimuler la production d'insuline par le pancréas. Cette insuline va ensuite passer dans le sang, encourageant les cellules graisseuses à s'en donner à cœur joie et à faire des réserves…

L'autre problème du pic d'insuline, c'est qu'elle va jouer aux montagnes russes et descendre aussi bas qu'elle est montée haut... entraînant dans ce cas une hypoglycémie. Notre cerveau va alors nous demander sa dose de sucre. C'est le problème de toutes les boissons sucrées, jusqu'au faussement innocent jus d'orange, même s'il est bio et amoureusement pressé.

Tout cela contribue à générer un déséquilibre hormonal – à l'origine de certaines formes d'obésité – et de surcroît accélère le vieillissement cellulaire. Ce qui fait le lit d'inflammations, pouvant favoriser la survenue de maladies chroniques comme le cancer ou Alzheimer.

100 % sans sucre

Si l'on rappelle les fondamentaux, l'Agence nationale de sécurité sanitaire de l'alimentation (Anses) considère que, pour un adulte, environ 10 à 20 % de l'énergie doivent provenir des protéines, 30-35 % des matières grasses et 40-55 % des sucres.

Parmi les approches spécifiques, strictement réservées à certains patients dans le cadre d'un accompagnement médical, le régime cétogène consiste à éliminer de son alimentation quasiment toutes les formes de glucides (aussi bien ceux des féculents, traditionnellement appelés « sucres lents », que les produits sucrés) pour les remplacer par une consommation importante de lipides (70 à 90 % des apports) et les protéines habituelles. L'organisme se met alors en « cétose » : le foie produit des corps cétoniques, qui ont la particularité d'être à la fois des brûleurs de graisse et de très efficaces sources d'énergie.

Utilisé dès le début du siècle dernier pour traiter les épileptiques, c'était une alternative au jeûne, également efficace mais déconseillé aux plus jeunes. On s'intéresse à nouveau au régime cétogène, en accompagnement des traitements contre le cancer, pour la bonne raison que les cellules cancéreuses ne sont friandes que de sucre ! Les en priver est donc théoriquement un excellent moyen de les affamer. Cet appétit des cellules cancéreuses pour le sucre est également la raison pour laquelle, lorsqu'on pratique un PET-scan destiné à visualiser les tumeurs, on les traque grâce à un produit radioactif... à base de glucose !

En quête d'indice... glycémique !

L'indice glycémique (ou IG) est un outil de mesure supposé faire le tri entre les aliments qui génèrent des « pics de glycémie », délétères à plus ou moins court terme, et ceux qui influencent peu (ou pas du tout) le taux de sucre dans le sang. En sachant que certains aliments « sucrés » affichent un indice glycémique bas grâce à leur forte teneur en fibres. Pour mémoire, on parle d'IG bas en dessous de 55, entre 55 et 70 d'IG modéré et au-dessus de 70 d'IG élevé.

En revanche, pas question de le mettre à toutes les sauces : c'est un indice… parmi d'autres ! D'autant que l'on n'ingère jamais un aliment seul et que son impact sur la glycémie dépend de ce qui l'accompagne au cours du reste du repas, des fibres, des matières grasses, voire de ce qu'on a consommé lors du repas précédent…

Tout dépend aussi du microbiote qui diffère d'un individu à l'autre ! C'est en tout cas ce que vient de révéler une étude israélienne : pour 50 % des participants, le pain complet s'est révélé plus hyperglycémiant que le pain blanc…

Ainsi, à l'heure où les produits céréaliers (et le pain en particulier) sont montrés du doigt comme grands pourvoyeurs de sucre dès le petit déjeuner, mieux vaut préférer une bonne tartine de pain blanc au levain que des corn flakes au miel !

Parmi les bons élèves, on peut toutefois citer les légumineuses, comme les lentilles ou les pois chiches, trésors d'énergie protéinée. On peut aussi se régaler sans arrière-pensées d'amandes et d'olives.

À ceux qui s'interrogent sur le meilleur moment pour manger des fruits, je répondrai : si vous préférez en dehors des repas, continuez ; cela n'impacte pas la glycémie (sauf pour les diabétiques, si vous en consommez beaucoup). Mais vous pouvez aussi les manger avant ou après le repas, car rien ne soutient ces idées reçues : cela fermente, cela peut rendre alcoolique (!) ou augmente l'acidité gastrique.

À cheval sur l'étiquette : le secret, c'est de regarder à la loupe les compositions. Il existe des applications gratuites à télécharger sur son téléphone portable, qui scannent le code-barres ; c'est la seule façon de s'informer sur l'apport réel de chaque aliment.

Est-ce que je mange trop salé ?

Donner du goût à la vie… sans excès de sel

L'industrie agroalimentaire, malgré quelques effets d'annonce, a largement recours au sel dans ses préparations. Plus de 80 % du sel consommé provient des aliments préparés (dits « transformés »), achetés directement dans les supermarchés. Exhausteur de goût, il redonne alors un peu de saveur à des aliments dénaturés. Les conséquences désastreuses des sels cachés sur la santé en général, sur le système cardiovasculaire et l'hypertension en particulier, sont parfaitement identifiées. Pain, fromages et charcuterie sont la première source de sel, donc à déguster avec modération. Une tranche de saucisson contient à elle seule 1 gramme de sel !

D'où la décision du législateur de taxer le trop salé, comme il le fait pour le sucre. Une sorte de renaissance paradoxale de la gabelle, visant cette fois à faire réduire la consommation de sel en France. Celle-ci s'élève entre 8 et 9 grammes, voire selon certains chiffres 12 grammes par jour et par personne, soit plus du double des 5 grammes recommandés par l'Organisation mondiale de la santé…

Manger peu salé améliore la santé osseuse en évitant de perdre trop de calcium dans ses urines... Comme pour le sucre, certaines personnes ne peuvent s'empêcher de toujours saler avant même de goûter leur plat. Cette mauvaise habitude se traduit par une véritable altération du goût. En diminuant progressivement le sel, on retrouve toute la palette de saveurs des aliments. Un comportement vertueux à saluer concerne le pain. Il y a quelques années, les boulangers ont en effet réduit la quantité de sel contenu dans les farines. Il reste encore quelques efforts à faire, mais cette baisse très progressive n'a finalement pas été remarquée par leurs clients.

Pour éviter à tout prix de trop saler on peut remplacer la salière sur la table par du *gomasio* (mélange traditionnel japonais de sel, d'épices et de sésame grillé) ou être généreux sur les épices : paprika, cumin, poivre, curcuma... Cela permet de rehausser le goût des plats « maison ». Sans oublier l'ail, l'oignon et les échalotes. On peut trouver différentes alternatives au sel dans la cuisine. Pour la cuisson des viandes et des légumes : les mélanges d'aromates, les herbes de Provence. Pour relever un poisson : le jus de citron. Et pour l'apéritif : vive les tomates cerises, radis et autres billes de melon.

Pour un cardiologue, il est vrai que le statut du sel... est un vrai cheval de bataille !

Indépendamment de son rôle dans l'hypertension en cas d'excès, on dit généralement aux patients en insuffisance cardiaque de manger sans sel. Et on a raison.

S'il ne s'agit pas de se jeter sur le comté « sans compter », je n'ai rien contre le fait que vous vous offriez une petite dégustation de temps en temps. Tous les jours, non, une fois par semaine, oui.

Par exemple, si vous êtes insuffisant cardiaque et bien équilibré par les médicaments, que vous avez envie d'huîtres au réveillon, prenez un comprimé de diurétique de plus la veille, le jour même et le lendemain. Et mangez quelques huîtres – pas plus de six tout de même – mais ce jour-là, si vous pouvez éviter le comté, c'est mieux.

À table, c'est l'addition le problème. Ne faites rien cependant sans en parler avec votre médecin, tout est toujours affaire de cas particuliers… et de dosage… La privation sans raison peut être mauvaise pour le moral !

Attention à bien lire l'étiquette des valeurs nutritionnelles, qui précise la teneur en sel. Si elle est indiquée en sodium, il faut la multiplier par 2,5 pour obtenir la quantité réelle de sel. Par exemple : 0,5 gramme de sodium pour 100 grammes de produit équivaut à 1,25 gramme de sel. Pour une portion de 300 grammes, c'est déjà 3,75 grammes de sel. Un réflexe indispensable jusqu'au rayon des eaux en bouteilles : certaines eaux minérales sont en effet très riches en sodium.

Est-ce que je mange trop gras ?

Le gras tient classiquement le mauvais rôle dans l'imaginaire collectif. Même si c'est lui qui donne souvent le goût des plats. Faisons la part des choses, il y a du bon et du mauvais.

Les lipides sont indispensables à notre santé. Ils nous apportent de l'énergie, favorisent la synthèse d'hormones et des membranes de cellules (en particulier au niveau du cerveau), comme l'absorption de certaines vitamines. Dans les acides gras, unités de base constituant les lipides, on distingue les saturés et les insaturés. Les acides gras saturés sont moins bons pour la santé. Consommés en excès, ils augmentent le cholestérol (beurre doux ou demi-sel). En revanche, les acides gras insaturés sont à privilégier, en particulier les poly-insaturés, la famille des oméga-3 et 6, car ils sont excellents pour la santé, et, dans une moindre mesure, les oméga-9 dits « mono-insaturés » (huile d'olive et de colza, avocat, sardine). Enfin, un mot des acides gras trans qui sont régulièrement et à juste titre attaqués. Ils résultent d'un procédé industriel qui modifie la structure des acides gras insaturés. On les trouve dans les produits transformés comme les viennoiseries, les biscuits ou les plats cuisinés. Ils augmentent le LDL cholestérol (« mauvais » cholestérol) et les triglycérides, facteurs de risques de maladies cardiovasculaires.

Les bons lipides, stars du régime méditerranéen plébiscité au patrimoine de l'Unesco, sont les meilleurs amis de nos cellules en général – et de nos neurones en particulier. La fluidité de nos connexions cognitives en dépend. Notre cher cerveau est tout de même constitué à plus de 60 % de lipides et, plus on avance en âge, plus leur rôle dans la communication cérébrale devient crucial.

Alors, on assaisonne en toutes saisons ! On privilégiera les huiles riches en acides gras poly-insaturés, avec une priorité absolue à réserver aux acides gras qui ne sont pas synthétisés par notre organisme. Ces huiles sont à choisir bios, toujours vierges, non raffinées, ni chauffées, donc en première pression à froid.

Pour les oméga-3 : huiles de colza, de noix, de lin, de cameline, spiruline. Ces meilleurs amis de nos cellules, du cœur et des artères se nichent aussi tout crus dans les poissons. Les petits (harengs, sardines, maquereaux) seront privilégiés plutôt que les plus gros (saumons, thons) riches en métaux lourds. Les poissons gras sont à consommer sans autre modération que celle des saisons de pêche et des restrictions apportées par les écolabels – idéalement au moins 400 grammes par semaine.

Pour les oméga-6 : huiles de tournesol, de maïs, de soja, de pépins de raisin…

Pour les oméga-9 : huile d'olive et ses acides gras mono-insaturés. On en trouve aussi dans les avocats et la graisse d'oie – d'où le *French paradox* qui met à l'honneur particulièrement la cuisine du Sud-Ouest.

Il nous faudrait, selon l'Anses, consommer cinq fois plus d'oméga-3 que d'oméga-6.

Pédale douce, en revanche, sur les acides gras saturés contenus dans le beurre, la crème, les viandes grasses, charcuteries, fromages et autres viennoiseries sans oublier l'huile de palme, dont l'excès est l'un des grands responsables des accidents cardiovasculaires.

Une alimentation anti-inflammatoire

Nous avons déjà évoqué les risques pour la santé d'un emballement de l'inflammation et son devenir chronique. L'alimentation peut aider à lutter contre ce processus.

« Il ne s'agit pas de renoncer définitivement à certains produits, mais de rééquilibrer son alimentation. Les aliments qui contiennent des graisses animales saturées, comme le fromage et les viandes rouges, ou les acides gras des aliments transformés (pizzas, chips, saucisses…), sont les plus inflammatoires. Attention ensuite aux sucres ayant un index glycémique élevé, ceux disposant d'un fort pouvoir sucrant* », selon le Dr Catherine Lacrosnière.

* Dr Catherine Lacrosnière, *L'Alimentation anti-inflammatoire – Naturellement healthy : Prévenir les maladies du siècle*, Albin Michel, 2019.

« À la place, on va privilégier les fruits et légumes qui contiennent des fibres, des antioxydants et un faible index glycémique. Lutter contre le stress oxydatif permet en effet de réduire l'inflammation. Certaines graisses sont anti-inflammatoires, en particulier les oméga-3. L'huile d'olive est aussi bénéfique, tout comme les composants des épices et des herbes qui ont également des vertus anti-inflammatoires*. »

Est-ce que je bois assez d'eau ?

Les messages de santé publique sur l'impérieuse nécessité de s'hydrater, canicule ou pas, activité physique intense ou pas, ne laissent personne imperméable.

La transpiration, l'urine et les selles entament quotidiennement nos réserves d'eau, tout comme le simple fait de respirer ! En tout, ce sont environ 2,2 litres qui s'évaporent chaque jour sur les 40 à 50 litres d'eau que contient notre corps, soit 60 % de notre poids. Nos besoins de renouvellement quotidiens sont donc bien d'environ 2,5 litres, dont un bon litre est apporté par les aliments, qui, tous, comportent de l'eau – mis à part le sucre et l'huile. L'autre litre (et demi, mais ce n'est plus revendiqué que dans les grandes campagnes pour les eaux minérales, un litre suffirait) manquant doit bien être apporté par la boisson : de l'eau évidemment, à consommer de préférence entre les repas.

* *Ibid.*

L'avantage de boire un grand verre d'eau une demi-heure avant chaque repas : l'eau, parfaitement assimilée, joue un rôle dans la « plénitude gastrique »… Un apéritif coupe-faim idéal, comme l'a montré une étude anglaise récente. En revanche, si rien n'empêche de boire de l'eau à table, dans ce cas, il est préférable que ce soit en petites quantités. Trop boire en mangeant dilate l'estomac – ce qui a le double inconvénient de l'encourager à se remplir davantage, en retardant la sensation de satiété, mais aussi de diluer les sucs digestifs, donc de perturber la digestion.

Notre corps fabrique aussi sa propre eau (dite endogène) par réaction chimique (oxygène + hydrogène = H_2O, CQFD !), en quantité modeste. Si l'on n'est pas suffisamment hydraté, c'est le cerveau qui trinque. Boire sans soif reste donc une excellente chose – parce que la sensation de soif résulte déjà d'un déficit d'au moins un demi-litre d'eau.

Éco-l'eau : champions les filtres à ions ! Il existe des filtres de toutes natures pour consommer l'eau du robinet sans s'inquiéter des questions sanitaires.

Mais on peut aller plus loin dans l'option santé. Les dispositifs les plus sophistiqués, des filtres à eau ioniques, permettent d'ajuster précisément le pH de son eau de boisson en fonction de son terrain physiologique. On choisit un niveau de puissance d'électrolyse dans les pH alcalins ou les pH acides, gradué de 1 à 4. On peut par exemple adapter le pH alcalin de son eau en fonction des usages : niveau 3 pour le thé et le café, niveau 4 pour la cuisson des légumes et réserver l'eau neutre (pH 7) à la prise de médicaments et l'eau acide au lavage des dents, du visage ou de la vaisselle... Cela reste un choix personnel, à tempérer d'un bémol, son prix conséquent, mais une possible économie en termes de santé... et une alternative à l'achat d'eau minérale !

Le thé : il n'est jamais trop vert... et c'est bon pour (tout) ce qu'on a ! Les catéchines, stars des flavonoïdes (antioxydants naturels), représentent jusqu'à 40 % de la composition du thé vert, alors que l'oxydation qui intervient dans le processus de production du thé noir en détruit la quasi-totalité...

Il est vrai que son goût est plus « subtil », mais ses propriétés sont incomparables ! Il permet de s'hydrater, tout en boostant les résistances des cellules au vieillissement, et complète l'énergie de la théine, sœur jumelle de la caféine. Idéal pour commencer la journée mais à réserver exceptionnellement pendant les repas, nous n'avons pas le métabolisme des Japonais, le thé vert contrarie l'absorption des minéraux, et particulièrement du fer apporté par nos aliments.

Ce sont ses effets protecteurs qui apparaissent intéressants dans certaines études : participation à la diminution du taux de cholestérol et de la pression artérielle, à la diminution du risque d'infarctus, d'AVC, de Parkinson, d'Alzheimer, de sclérose en plaques, de mortalité cardiovasculaire.

Le thé vert saurait aussi apaiser la muqueuse intestinale et prévenir les inflammations du côlon. Et quand il vous monte à la tête, il aurait des effets bénéfiques sur la concentration, la mémoire, la gestion du stress, ses catéchines augmentant le flux sanguin et l'activité cérébrale.

Thé vert « anticancer » : les catéchines ont, comme le curcuma, épice indienne utilisée en médecine ayurvédique, une action anti-angiogénique. Elles bloqueraient partiellement l'apport en sang et en oxygène nécessaires aux tumeurs pour se nourrir et ainsi proliférer. Là encore, cet effet est plus ou moins significatif, mais sa consommation aiderait aussi à mieux supporter les effets secondaires des chimiothérapies, tout en renforçant le bénéfice des traitements.

Une des seules contre-indications à sa consommation sont les périodes de grossesse et d'allaitement, au cours desquelles tous les thés, comme le café, sont à éviter, les futurs bébés ne pouvant pas métaboliser la caféine.

Et le café… ?

Cela ne veut pas dire que je sois contre le café… à la fois psychostimulant et symbole d'occasion de rencontre et de dialogue. Boire trois ou quatre cafés par jour aurait aussi un effet positif sur l'espérance de vie, il est riche en antioxydants. Selon les scientifiques de l'université de Southampton, il aiderait à prévenir certains cancers, le diabète, la démence et certaines maladies cardiovasculaires.

Chacun est plus ou moins sensible au café : il peut chez certains perturber le sommeil ou donner des palpitations.

Il est important d'ajouter le moins possible de sucre ou de crème (avec produits chimiques) dans le café.

Le débat du café préparé avec un filtre papier ou non filtré (café turc) avec pour ce dernier une petite augmentation du cholestérol (lié à la molécule cafestol) reste très théorique et fonction de votre nombre de cafés par jour.

Thé ou café, en fait, caféine et théine sont des molécules jumelles.

Le principe est de varier les plaisirs, toujours dans la mesure !

Est-ce que je mange trop de viande ?

Les protéines animales sont au cœur du débat : « Faut-il manger moins de viande ? »

Oui, selon une forme d'écologie responsable, dont les arguments se trouvent relayés par des annonces comme celle du Centre international de recherche sur le cancer de Lyon (CIRC), attestant que la charcuterie est cancérogène et que la viande rouge l'est probablement aussi. Même risque d'augmentation des maladies cardiovasculaires. D'où des recommandations maximales de ce même centre : pas plus de 500 grammes de viande rouge par semaine et pas plus de 50 grammes de charcuterie par jour.

Végétariens, végétaliens, flexitariens… Là encore, tout est question de quantité et de fréquence… et de ce par quoi on va remplacer lesdites protéines si l'on sort du régime carné : céréales complètes, légumes secs… Il s'agit de trouver dans les protéines végétales les différents acides aminés pouvant compenser l'absence de protéines animales – et d'être attentif à prévenir toute éventuelle carence en vitamine B12 utile notamment pour le bon fonctionnement du cerveau.

Le véganisme est un mode de vie à part entière dont le régime alimentaire est le végétalisme, sans aucun produit d'origine animale. Le principal risque réside dans des carences en vitamine B12, iode, calcium et fer.

Est-ce que je mange équilibré ?

La notion d'équilibre acido-basique, sur laquelle de nombreux chercheurs ont planché, est très à la mode. On rejoint là encore la préoccupation visant à diminuer la part des mêmes viandes et fromages, sodas et autres fast-foods – tous facteurs d'acidification. L'objectif : pallier l'acidité trop importante de notre sang, génératrice de fatigue, d'ostéoporose, d'hypertension artérielle en privilégiant des aliments alcalinisant et donc, logiquement, en privilégiant les fruits et légumes avec, au passage, une petite poignée d'amandes !

Lorsque l'on consomme trop d'aliments acidifiants, l'organisme souffre et les cellules aussi. Le rein va travailler bien plus. C'est alors que les eaux bicarbonatées peuvent avoir un grand intérêt puisque le bicarbonate tamponne l'acidité excessive.

La révolution microbiote

Aujourd'hui, quand on parle alimentation et digestion, on ne peut plus passer sous silence ce nouveau monde qu'est le microbiote. On devrait d'ailleurs dire LES microbiotes.

En fait, c'est aussi énorme que si l'on avait soudain découvert le cerveau. Ou le cœur. Et tout cela entre 2006 et 2009 !

Les bouleversements qu'il apporte dans la compréhension des maladies sont comparables à ceux de la découverte de l'ADN dans les années 1950 pour bon nombre de chercheurs.

Nous hébergeons toute une communauté de micro-organismes, bactéries (les plus nombreuses), virus, levures, parasites au niveau de la peau (microbiote cutané), dans la bouche (microbiote bucco-dentaire et pulmonaire), dans les organes génitaux (microbiote vaginal, si important pour le bébé lors de l'accouchement) et dans l'intestin (microbiote intestinal, le plus connu).

Ne l'appelez plus jamais flore ?

Si la plus récente des avancées en santé passionne les chercheurs les plus éminents, c'est effectivement qu'elle a tout remis en perspective. Un nouveau continent, en lieu et place de ce que l'on considérait comme un simple tuyau, tout juste bon à regarder passer les aliments.

Sur ce territoire, de 300 mètres carrés de muqueuses digestives, jusque-là méconnu, sont concentrés 70 % de nos cellules immunitaires… et 200 millions de nos neurones.

Ce microbiote intestinal (que l'on n'appelle plus « flore intestinale » depuis que l'on a réalisé la disproportion entre son rôle réel et ce petit nom bucolique) est en fait doté d'une vie propre, une vie indépendante. On parle de 2 kilos de micro-organismes, soit 50 000 à 100 000 milliards de bactéries, virus, parasites, et autres champignons non pathogènes, qui pèsent de tout leur poids dans notre équilibre – ou notre déséquilibre – global.

Cette incroyable usine, dotée d'un système digestif parallèle à celui de l'estomac, en transformant les nutriments, assure l'absorption des sucres, graisses et protéines. Elle est capable d'informer et de renforcer notre système immunitaire, en limitant la croissance de bactéries mal intentionnées, d'empêcher le passage de substances toxiques, de potentialiser les effets bénéfiques des traitements médicamenteux… Elle peut même produire des vitamines spécifiques au fur et à mesure de nos besoins.

Une minisuperpuissance dont l'altération qualitative ou le dysfonctionnement génère ces symptômes, qui varient des maux de ventre aux migraines et peuvent nous gâcher la vie. Mais son rôle dans les fonctions digestive, métabolique et immunitaire permet de mieux expliquer l'origine de certaines maladies auto-immunes ou inflammatoires. Diabète, obésité, cancer, maladies inflammatoires de l'intestin, cirrhose et peut-être même dépression seraient liés en partie à ces déséquilibres...

En résumé, il ne sert à rien de manger le meilleur des aliments... si le filtre par lequel il transite est défaillant ! La bonne nouvelle, c'est que l'on peut influer sur ce microbiote en adaptant son alimentation à son profil personnel.

Dire que nous n'étions pas au courant de son existence intestine serait mensonge. Mais on était loin d'imaginer toutes les fonctionnalités de ce « second cerveau », comme l'a baptisé Michael D. Gershon. En cas de déséquilibre, le microbiote pourrait être impliqué dans le développement de nombreuses affections neurologiques et psychiatriques. Car le dialogue cerveau-intestin est non seulement à double sens mais il serait beaucoup plus riche dans le sens intestin-cerveau. Du psychosomatique au somatopsychique... c'est le monde à l'envers !

Et pourtant, un élève de Pasteur, Élie Metchnikoff, avait mis le doigt dessus, il y a de cela presque un siècle. C'est même à ce passionné des ferments lactiques que l'on doit la gloire des ultralevures et leur prescription dans des millions d'ordonnances de généralistes. Mais ses travaux mis au placard, la médecine a continué à tourner, à l'aveugle, autour de l'intestin ! Elle a exploré la question de l'acide chlorhydrique, plus ou moins agressif pour la muqueuse jusqu'à l'ulcère de l'estomac, de la lipase, cette enzyme qui intervient dans la digestion des graisses, sans imaginer un instant que cet Élie avait été un vrai prophète. Comme il l'avait pressenti, ces bactéries, situées au niveau de la barrière intestinale, jouent un rôle majeur sur notre état général.

Notre attitude en consultation s'est résumée pendant des années à prescrire ces fameuses ultralevures ou de simples yaourts pour contrer l'effet des antibiotiques et régénérer la flore intestinale, pratique aujourd'hui abandonnée.

On connaissait tout de même le mérite des bactéries saprophytes*, inoffensives pour notre organisme. Il existe dans l'intestin un équilibre entre des bactéries saprophytes et des bactéries pathogènes. Si ces dernières sont sources de symptômes ou de maladies, les bactéries saprophytes jouent un rôle sympathique dans l'alimentation énergétique et dans les « briques » nécessaires à la construction des protéines dans nos cellules. Elles contribuent ainsi à la bonne marche de notre cœur, de nos muscles, de notre cerveau...

Alors, le tube digestif, tout comme le cœur, a parfaitement le droit d'exprimer son mécontentement... sans que ce soit forcément dramatique !

Pour répondre à une plainte du genre : « J'ai mal au ventre », il existe une tout autre approche que celle se

* Un germe saprophyte vit dans l'organisme sans être pathogène, mais il peut le devenir.

résumant à donner un médicament de type relaxant intestinal. Elle consiste à se pencher sur la façon de se nourrir, en traquant un éventuel déséquilibre qui empêcherait le microbiote de bien fonctionner. Dans ce cas, on parle alors de dysbiose (altération qualitative et fonctionnelle du microbiote). De nombreux facteurs influencent son développement : l'âge, l'alimentation, les traitements antibiotiques prescrits en cas d'infection, l'environnement dès la naissance, certains comportements comme la sédentarité ou le stress, sans oublier une part d'hérédité.

Micronouvelles du futur proche

Les gigaoctets de données issues de nos microbiotes ont ouvert un immense champ permettant d'affiner la précision du diagnostic et adapter le suivi des maladies. Mais le nouveau défi que se sont donné les chercheurs est d'apprivoiser ces bactéries ultrasensibles aux fins d'en faire des médicaments capables de soigner certaines maladies chroniques. Médicaments probiotiques : un espoir dans le traitement de l'obésité et du diabète, mais aussi de la dépression, qui doit encore faire ses preuves. Des souches cultivées en masse sont en phase d'essais cliniques : ces bactéries-médicaments doivent passer par des tests tout aussi rigoureux que les molécules pharmaceutiques avant leur autorisation de mise sur le marché (AMM).

Le microbiote intestinal stimule les réponses immunitaires lors d'une chimiothérapie. C'est ce qu'a révélé l'Inra en collaboration avec l'Institut Gustave-Roussy, l'Inserm et l'Institut Pasteur.

Une biotech lyonnaise MaaT Pharma vient de son côté de trouver le moyen de réparer le microbiote dégradé par les chimiothérapies de malades du cancer, *via* une transplantation fécale, leur permettant d'affronter totalement requinqués la suite de leurs traitements. L'exploit réside dans le fait que c'est à partir de leur propre flore intestinale, prélevée, congelée à moins 80 degrés et réimplantée que les patients peuvent reprendre du poids, des forces et retrouver une immunité renforcée. Il s'agit là de recherches en cours. À consommation d'alcool égale, seuls certains grands buveurs vont y laisser leur foie. Une injustice qui découle encore du fait qu'un microbiote spécifique joue un rôle clé dans l'apparition des cirrhoses.

L'épidémie mondiale d'obésité (700 millions de personnes) explose avec la sédentarité et l'accès aisé à une nourriture plus riche. Au-delà des prédispositions génétiques, un déficit en bactéries intestinales pourrait constituer un facteur aggravant. Les réintroduire dans le microbiote pourrait donc favoriser la perte de poids. Une étude française a confirmé cette piste mais doit encore être corroborée par des recherches complémentaires.

Éviter les antibiotiques pendant la grossesse a pour effet de préserver le microbiote du futur bébé. Ce jeune être a besoin de ces incroyables protecteurs bactériens, et ce, dès la naissance ! Un accouchement par voie basse le met naturellement en relation avec le microbiote maternel – mais une naissance par césarienne peut être compensée par l'allaitement.

Vous l'avez compris, la recherche sur les microbiotes semble prometteuse mais n'en est probablement qu'à ses débuts…

DIS-MOI QUEL EST TON MICROBIOTE…

Vous pourrez bientôt ajouter une ligne à votre CV ! Êtes-vous *Bacteroides*, *Prevotella* ou *Ruminococcus* ? C'est en fonction du type de bactéries prédominant dans votre microbiote que vous saurez à laquelle des trois familles vous appartenez… Une classification, à l'image de nos groupes sanguins, proposée depuis que MetaHIT, étude européenne achevée en 2012 et coordonnée par l'Inra, a finalisé le séquençage des 3,3 millions de gènes du microbiote, découvrant au passage des centaines de bactéries inconnues. Ces résultats offrent la possibilité de mener des études comparatives, notamment sur les facteurs favorisant le diabète ou l'obésité.

S'il y a autant de microbiotes que d'individus, la police scientifique pourrait aussi bientôt tabler sur la signature bactérienne, aussi précise qu'une empreinte digitale, pour confondre les responsables de crimes et délits…

Est-ce que je nourris bien mon microbiote et mon intestin ?

Vous l'avez compris, le microbiote est un ami dont il faut prendre le plus grand soin.

Ce qu'il aime ? Des aliments riches en amidons résistants, en fructanes, en bêta-glucanes, en fibres, en polyphénols comme le blanc de poireau, l'artichaut et l'asperge. Le topinambour est également conseillé pour son apport en inuline, un prébiotique naturel dont le rôle préventif du cancer du côlon a été démontré. On y ajoute quelques aliments fermentés, notamment le chou ou le yaourt, sources de probiotiques. Sans oublier la toujours fidèle poignée d'amandes.

Les sucres et autres édulcorants chimiques, tout comme l'alcool, le café et les boissons gazeuses sont à limiter. Mais, à l'exception d'un traitement médical spécifique, il n'y a pas de raison de se lancer du jour au lendemain dans un changement radical. Augmenter trop fortement l'apport en fibres ou supprimer brutalement la proportion de viande rouge, c'est prendre le risque de créer un déséquilibre. Finalement, il faut voir le microbiote comme un système écologique. S'il est équilibré et que l'on se sent bien, il n'y a pas de raison de le bouleverser.

Rien de plus déplaisant que ces ballonnements qui peuvent gâcher la douce sensation de satiété de fin de repas : un malaise digestif, dû aux gaz accumulés, annonce un « postprandial » d'autant plus inconfortable que le phénomène génère des flatulences. On parle de troubles fonctionnels digestifs. Un symptôme bénin, mais qui dégrade parfois bruyamment (voire olfactivement) votre qualité de vie. L'apparition soudaine de ces ballonnements est également à surveiller, surtout si elle s'accompagne d'un amaigrissement ou de sang dans les selles.

Mais pourquoi ces ballonnements ? Il peut s'agir d'un déséquilibre du microbiote, d'une hypersensibilité viscérale quand on ressent une quantité d'air anormale dans l'intestin, sans que ce soit vraiment le cas, ou encore d'une perturbation de la paroi musculaire abdominale, après un accouchement ou une opération.

Chaque cas nécessite un traitement différent. Pour rétablir la symbiose – association équilibrée entre plusieurs micro-organismes – du microbiote, il est intéressant de faire appel aux probiotiques conseillés de préférence par un professionnel de santé. Chaque microbiote est unique et plusieurs tentatives peuvent être nécessaires pour trouver le « bon » produit. En cas de relâchement, des exercices de renforcement musculaire contribueront à rééduquer la paroi abdominale. Enfin, contre l'hypersensibilité, des médicaments seront prescrits pour réduire la douleur.

En outre, pour éviter les irritations du tube digestif, de petits ajustements dans la composition de son alimentation peuvent être utiles, comme limiter la consommation d'aliments dits « FODMAP » – en anglais *fermentable oligo-saccharides, disaccharides monosaccharides and polyols*. Ce sont des glucides particuliers, des saccharides peu digestes qui fermentent dans le gros intestin. On les trouve surtout dans des fruits : cerise, tomate séchée ou en concentré, coing, figue, goyave, mangue, melon, pomme, poire, nectar de fruits, fruits en conserve et confitures classiques et dans des légumes : asperge, cœur d'artichaut, pois sucré.

L'irritation du tube digestif peut aussi être liée à l'excès d'aliments riches en chaînes de sucres comme les fructanes que l'on retrouve dans les farines (pain blanc, pâtes, pâtisseries), le lactose (lait, produits laitiers), le fructose (fruits : pomme, raisin, melon) et des sucres-alcools (sorbitol, mannitol… confiseries).

On pense souvent à une mauvaise tolérance au gluten, pourtant les FODMAP peuvent aussi être incriminés. Il n'est pas question de les supprimer totalement mais au moins de les réduire.

APPÉTIT D'APPLIS

Elles sont nombreuses avec des objectifs variés. Quelques exemples :

• ***Yuka*** : une application très futée à utiliser pour faire ses courses ou revisiter son placard. Elle utilise la base de données *Open Food Facts*. Vous scannez simplement le code-barres d'un produit – elle en reconnaît plus de 500 000 – et elle vous indique son analyse nutritionnelle en temps réel. Décryptage très clair de la composition avec conseils futés à la clé.

- ***Foodvisor***: on photographie son assiette et on obtient son contenu nutritionnel détaillé.
- ***Lose it!***: bien plus qu'un simple compteur de calories, cette appli très conviviale intègre tous les paramètres, des nutriments à l'activité physique, avec des objectifs cohérents et un suivi efficace. L'analyse nutritionnelle à partir d'une simple photo est aussi au programme !

Il existe également des inventions plus discutables, comme cette fourchette électrique mise au point par des Japonais : l'*Electro Fork* est capable de vous donner l'illusion que ce que vous mangez est plus salé ou plus sucré qu'il ne l'est en réalité, en envoyant à votre cerveau de micro-impulsions électriques qui l'induisent en erreur !

Les bonnes références par le menu

La meilleure façon de manger… santé !

Vous vous posez la (bonne) question depuis le début de ce « Sixième rendez-vous… » En fin de compte, quelle serait la meilleure façon de s'alimenter pour rester en bonne santé tout en préservant l'environnement ? Pas moins de 37 scientifiques, originaires de 16 pays, ont mis en commun leurs connaissances pour vous apporter la réponse dans un rapport publié dans *The Lancet*, l'une des références en matière de sérieux scientifique.

En résumé, un régime riche en plantes, fruits, légumes, noix, graines complètes avec une portion plus modeste de protéine animales (la viande rouge à diviser au moins par deux) et de sucres ajoutés.

En chiffres, cela donne en moyenne chaque jour : 300 grammes de légumes, 200 grammes de fruits, 200 grammes de céréales complètes (riz, blé…), 250 grammes de produits laitiers… En revanche, l'assiette idéale ne contiendrait que 14 grammes de viande rouge pour une journée ! Soit le dixième d'un steak de taille classique. Un « régime » à adapter selon la culture, la géographie et la démographie.

La réponse française

Constatant que près de la moitié des Français adultes sont en surpoids (voire obèses) et que c'est aussi le cas de presque un enfant sur cinq, les experts de l'agence Santé publique France considèrent que rien ne bouge depuis dix ans. Ils relancent une campagne d'information : www.manger-bouger.fr.

Les recommandations : on augmente les fruits et légumes, les légumes secs (lentilles, haricots, pois chiches…), les fruits à coque (noix, noisettes, amandes non salées…), le « fait maison » et l'activité physique.

On oriente ses choix alimentaires vers le pain complet ou les céréales, les pâtes, la semoule et le riz complets, les poissons gras et maigres en alternance, l'huile de colza, de noix, d'olive, une consommation de produits laitiers suffisante mais limitée, des aliments de saison et des aliments produits localement et les aliments bios.

On réduit l'alcool, les produits sucrés et les boissons sucrées, les produits salés, la charcuterie et la viande, les produits avec un Nutri-Score D et E, enfin le temps passé assis.

Les bons scores du Nutri-Score

L'arrêté qui recommande l'apposition du logo Nutri-Score sur les produits alimentaires a été signé en janvier 2016 grâce aux travaux du Pr Serge Hercberg (l'homme du PPNS, le Programme national nutrition santé) et de son équipe. Or, une étude, menée par l'Inserm et une université australienne, réalisée dans 12 pays, vient de montrer que, parmi les cinq scores testés, c'était le plus efficace. Il permet d'orienter les choix alimentaires des consommateurs vers des aliments de meilleure qualité nutritionnelle.

En plein débat sur la création d'un logo unique, notamment en Europe, cette étude tombe à point nommé. Ce d'autant que ce logo a déjà été adopté par nos voisins belges en 2018.

Vous l'avez déjà croisé dans les rayons des supermarchés, même s'il ne figure pour l'instant que sur quelques produits de grande consommation. À ce jour, 85 marques l'utilisent parmi lesquelles Fleury Michon, William Saurin, ainsi que les marques de distributeurs.

C'est un logo à cinq couleurs, apposé sur la face avant des emballages avec une lettre associée, repérable au premier coup d'œil. Cela va du produit le plus favorable sur le plan nutritionnel, classé A sur fond vert foncé, au produit le moins favorable, classé E sur fond rouge.

L'idée est de proposer une lecture immédiate des produits bons pour la santé – pour faire simple, ceux qui sont riches en fibres, protéines, fruits et légumes... – et d'identifier rapidement ceux à consommer plus modérément, chargés en acides gras saturés, sucres, sel.

Nutri-Score concerne tous les produits transformés et les boissons dont il est souvent très difficile de déchiffrer la composition – mais pas les produits frais comme les fruits et légumes ou le poisson.

Bonne nouvelle : selon une enquête de Santé publique France, les consommateurs s'y habituent doucement, 91 % des Français qui l'ont testé y sont très favorables et 86 % le trouvent facile à repérer et à comprendre.

Ce n'est pas le même son de cloche chez certaines entreprises, en particulier celles regroupées au sein des *Big six* : Nestlé, Coca-Cola, PepsiCo, Mars, Mondelez, Unilever et le syndicat de l'épicerie L'Alliance 7 qui rassemble les confiseurs, les fabricants de céréales pour petit déjeuner, de chocolats, de biscuits, d'aliments de snacking... Dans un esprit « constructif », ils ont proposé un autre code couleur plus complexe et exprimé en portions *(Evolved Nutrition Label Initiative)*. Une façon de brouiller les cartes diront certains. Mais cette initiative n'a pas fait long feu, Nestlé et Mars s'en sont retirés.

Autre avancée, les députés français ont rendu obligatoire l'affichage du Nutri-Score sur tous les supports publicitaires pour les produits alimentaires.

EN RÉSUMÉ

Fruits et légumes
cinq à six portions par jour en moyenne, en privilégiant les légumes (moins sucrés que les fruits !). Chargés de vitamines, fibres et minéraux, ils apportent de l'énergie et aident à lutter contre de nombreuses maladies en renforçant le système immunitaire.

Protéines
Indispensables à notre alimentation, elles font partie des sept constituants de base. Deux portions par jour de protéines pour équilibrer vos apports, à panacher entre protéines animales (viande, œufs, poisson…) et protéines d'origine végétale, dont les légumineuses.

Légumineuses
Lentilles, fèves, pois, haricots secs… à inviter dans votre assiette au minimum trois fois par semaine. Elles

apporteront les fibres nécessaires à votre santé, tout en nourrissant votre microbiote intestinal. Par ailleurs, les légumineuses sont une source importante de protéines végétales, de minéraux et de vitamines.

Produits laitiers

Deux à trois par jour, sauf susceptibilité éventuelle ou régime particulier, pour leur apport en calcium et souvent de vitamine D, tous deux essentiels à la construction du tissu osseux et à son entretien. Pensez à varier ces produits... En cas de fragilité, privilégiez les yaourts et fromages à base de lait de brebis ou de chèvre.

Assaisonnement

Varier l'assaisonnement lorsque vous cuisinez est une condition indispensable à un bon équilibre alimentaire. La consommation d'huile de colza, ou de colza/noix, vous permettra de bénéficier d'apports en oméga-3 intéressants.

Fast-foods ou ultra-transformés

Les plats de type fast-food, très riches en acides gras saturés, doivent faire l'objet d'une consommation très occasionnelle.

Points forts à retenir

Une alimentation équilibrée en quantité et qualité, à base de produits sains et les moins transformés possible.

Il n'y a pas de mauvais aliment, pas d'aliment parfait, pas d'aliment indispensable. Respectons la balance des entrées et des sorties (Jean-Michel Lecerf).

Le microbiote n'est qu'au début de ses révélations, c'est un ami dont il faut prendre le plus grand soin.

Augmenter les fruits et légumes, les légumes secs, les produits céréaliers complets et les fruits à coque. Deux produits laitiers par jour et du poisson deux fois par semaine. On freine un peu sur la viande rouge, les produits trop sucrés et trop salés.

SEPTIÈME RENDEZ-VOUS : L'ACTIVITÉ PHYSIQUE ET SPORTIVE

Pratiquer une activité physique régulière est un vrai médicament, préventif ou curatif. Les études n'en finissent pas de démontrer tous les bénéfices qu'elle produit pour maintenir votre santé au top.

Je vous l'ai dit, la cardiologie de l'activité physique et sportive (APS) est mon domaine de prédilection. Cette « sous-spécialité » de la cardiologie est séduisante et vaste, allant du sédentaire où tout est à faire au sportif de haut niveau, en passant par la personne atteinte d'une maladie chronique. C'est l'un des rares domaines délibérément positifs où l'on vous invite à passer à l'action, sans interdit ! Je peux encourager sans entraves (ou presque) mes patients à se dépenser !

On bouge ?

Il faut d'abord s'entendre sur les mots : sédentarité, activité physique et sport, de quoi parle-t-on ? Chaque mot a sa définition et son impact sur la santé. Les études sont nombreuses qui démontrent les risques pour la santé de la sédentarité et, à l'opposé, les bénéfices de l'activité physique et du sport, à condition de bien respecter les règles du jeu.

L'ennemie publique n° 1 : la sédentarité, plus meurtrière que le tabac

Être sédentaire est, au sens propre, rester assis (*sedere* en latin) : c'est le fait de ne pas bouger. Que ce soit dans notre vie de tous les jours ou dans nos loisirs, dans nos sociétés privilégiées et ultra motorisées, si l'on n'y prend pas garde, on ne fait plus rien d'autre que d'aller de sa maison à sa voiture, de sa voiture à son bureau, et de son bureau à la maison, devant la télé. Le piège, dans un fauteuil.

Les spécialistes ont pu quantifier la durée « sans bouger » qui vous met en danger, en particulier en accumulant des mauvaises graisses. Rester assis plus de sept heures en cumulé par jour (hors sommeil bien sûr mais *a priori*... on dort en position allongée !) et rester assis plus de trois heures d'affilée... Selon l'Observatoire national de l'activité physique et de la sédentarité (ONAPS), ce seul fait d'être assis plus de trois heures par jour est déjà responsable de 3,8 % des décès, toutes causes confondues, et même si vous pratiquez une activité physique par ailleurs.

Ce n'est pas une vue de l'esprit : chez les quadragénaires citadins, le temps passé sans bouger (dans les transports, au bureau, devant la télé...) est estimé de façon cumulée à douze heures lors d'une journée de travail et à neuf heures lors d'une journée de congé. Douze heures, cela paraît énorme, mais si vous comptez une heure de voiture pour aller et une pour revenir du bureau, où vous restez assis huit heures, et enfin deux heures entre le dîner et la télé...

Pour compenser les seuls effets délétères de la sédentarité, il faut avoir au moins une heure trente d'activité physique par jour.

Complice coupable de la sédentarité, ennemie publique n° 2 : l'inactivité physique

Selon les chiffres de l'OMS, on est inactif si l'on est en dessous de cent cinquante minutes d'activité physique modérée hebdomadaire.

Cela représente la très modique durée de trente minutes par jour ouvrable, qui peuvent se gérer en trois fois dix minutes – qui n'a pas trois fois dix minutes par jour pour se faire du bien cinq jours par semaine ?

Même punition : si l'on est à moins de soixante-quinze minutes d'activité physique intense (vingt-cinq minutes trois jours par semaine), on est considéré comme inactif.

En 2016, plus d'un quart de la population mondiale n'atteignait pas ce niveau minimum recommandé et les femmes sont globalement moins actives que les hommes. Cela est surtout vrai dans les pays à haut niveau de revenus, deux fois plus que dans ceux à faibles revenus.

Pas de panique : il faut bien donner des seuils, mais même un quart d'heure par jour, si l'on part de zéro, c'est bon à prendre !

Atteindre les niveaux d'activité physique recommandés est plus facile qu'on pourrait le croire. En effet, cette activité inclut tous les mouvements de la vie quotidienne, y compris ceux effectués lors des activités domestiques, de loisirs, de bricolage, de jardinage et de travail. Le temps passé pour se rendre au travail doit être utilisé « activement » pour compenser le temps passé derrière les écrans. De même, se lever de sa chaise à raison de cinq minutes toutes les trente minutes pour se mettre debout ou marcher est utile.

La sédentarité est une tendance lourde, avec des perspectives d'autant plus inquiétantes pour l'avenir qu'aujourd'hui elle touche même les enfants ! Entre l'abus d'écrans en tout genre, la modification des modes de vie, voire l'image renvoyée par leurs parents, les enfants bougent beaucoup moins qu'avant et leur condition physique s'est largement altérée.

Le Pr François Carré, éminent spécialiste français de la question, tire la sonnette d'alarme : nos enfants mettent en quarante ans une minute de plus pour courir un 800 mètres, par manque d'entraînement.

Le temps qu'ils consacraient auparavant à chahuter avec leurs camarades a été remplacé par une intense activité virtuelle, avec des séances de musculation accélérée des pouces sur smartphone et autres tablettes, un phénomène malheureusement planétaire.

Des chercheurs australiens ont ainsi mesuré en 2013 qu'en quarante ans les collégiens ont perdu une grande part de leurs capacités physiques. En moyenne dans le monde, on pointe une baisse d'environ 33 % de ladite capacité physique : les jeunes Français ne sont pas tout à fait en queue de peloton, puisque la Fédération française de cardiologie parle d'environ 25 % de diminution. Ce qui est déjà un chiffre très inquiétant.

La meilleure preuve, c'est que la durée du test d'endurance au baccalauréat a été diminuée, car les jeunes ne sont plus capables de soutenir le temps traditionnellement demandé.

François Carré le martèle : « L'homme n'est pas fait pour être assis. En 2008, le tabac a tué 5,1 millions de personnes dans le monde, contre 5,8 pour la sédentarité. Rester assis tue donc plus que la cigarette*. »

Le fait d'être sédentaire augmente les facteurs de risques cardiovasculaires classiques, comme le surpoids, le diabète,

* Pr François Carré, *Danger sédentarité*, le cherche midi, 2013.

l'hypertension artérielle, l'augmentation du LDL (le mauvais cholestérol). Par ce biais, la sédentarité ne fait qu'accélérer les phénomènes d'encrassement des artères et des articulations, de fonte musculaire, prédispose à l'obésité et au diabète, sans oublier tous les effets négatifs sur les défenses immunitaires et la cognition.

Votre autoquestionnaire activité physique et sportive (APS)

Vous en avez maintenant pris l'habitude, rien de tel que de vous livrer à une introspection guidée pour savoir où vous en êtes en termes d'activité physique et de sédentarité*.

Pratiquez-vous une activité physique et sportive, même occasionnellement, en vacances par exemple ?

❑ Oui ❑ Non

Quelle activité physique et sportive principalement pratiquez-vous le plus couramment ?

❑ Activité d'endurance (course à pied, marche active, vélo, natation…)

❑ Activité de résistance (renforcement musculaire, boxe, aviron…)

* Extrait du questionnaire « ET LA SANTÉ ! ».

❑ Activité mixte (tennis, basket, football…)
❑ Stretching, gymnastique d'entretien…
❑ Autre …………. (*précisez*)

À quelle fréquence pratiquez-vous cette activité physique et sportive principale ?

❑ Régulièrement, toutes les semaines
❑ Régulièrement, toutes les 2 à 3 semaines
❑ Régulièrement, toutes les 3 à 6 semaines
❑ Occasionnellement, dans l'année
❑ Seulement pendant les vacances

Combien d'heures par semaine ?

❑ Moins de 1 heure par semaine
❑ Moins de 2 heures par semaine
❑ Moins de 3 heures par semaine
❑ Moins de 4 heures par semaine
❑ Plus de 4 heures par semaine

Pratiquez-vous une autre activité physique et sportive ?

❑ Oui
❑ Non

Lors de la pratique sportive, avez-vous des douleurs dans la poitrine, des palpitations, des malaises, au repos ou à l'effort ?

❑ Oui
❑ Non

Pendant vos loisirs, pratiquez-vous d'autres activités physiques ? Bricolage, jardinage...

❑ Jamais ❑ Rarement ❑ Parfois
❑ Souvent ❑ Très souvent

Pendant vos loisirs, êtes-vous généralement actif ? Promenade, ou déplacement à pied, ou à moto, jouer d'un instrument, pêcher...

❑ Jamais ❑ Rarement ❑ Parfois
❑ Souvent ❑ Très souvent

Pendant vos loisirs, êtes-vous généralement assis ? Télévision, ordinateur, jeux vidéo, lecture...

❑ Jamais ❑ Rarement ❑ Parfois
❑ Souvent ❑ Très souvent

Combien de temps par jour consacrez-vous (marche, vélo, trottinette...) à vos déplacements pour vous rendre sur votre lieu de travail, à votre école ou pour faire des achats ?

❑ Inférieur à 5 minutes par jour
❑ Entre 6 et 15 minutes
❑ Entre 16 et 30 minutes
❑ Entre 31 et 40 minutes
❑ Supérieur à 45 minutes

Au travail ou dans votre vie quotidienne, êtes-vous assis ?

❑ Jamais ❑ Rarement ❑ Parfois
❑ Souvent ❑ Très souvent

Au travail ou dans votre vie quotidienne, marchez-vous ?

- ❑ Jamais
- ❑ Rarement
- ❑ Parfois
- ❑ Souvent
- ❑ Très souvent

Faire bouger... l'image de l'activité physique !

Bouger ? Tout le monde vous le dit !

Vous l'avez entendu à la télévision ou à la radio, grâce aux campagnes institutionnelles du ministère. Votre entourage aussi est peuplé de conseilleurs, pas forcément prêts à payer de leur personne, et qui vous exhortent régulièrement à marcher plutôt que de prendre la voiture. Encore faudrait-il savoir comment bouger, en changeant l'image que l'on s'en fait.

Ne pas caricaturer l'activité physique, comme certaines émissions de télé présentant des séances de gym frénétiques, de celles qui remplissent les cabinets de traumatologie les lundis matin !

Pour certains, cela signifie acheter une tenue fluo, les dernières chaussures de sport de marque, prendre un abonnement dans un club, aller dans une salle et devoir affronter le regard des autres – alors que vous vous sentez (ou que vous vous imaginez !) au choix « mal foutu/grassouillet/raide... » Qui a envie de ça ? Les choses évoluent avec des salles plus ciblées. Des salles pour les plus de 40 ans vous permettant de faire votre activité physique à votre rythme sans avoir à vous comparer à « M. Muscle » ou « Sublime Nana ».

Surtout, personne ne vous demande de vous lancer dans le sport de haut niveau. Il suffit de marcher d'une certaine façon, un certain temps, à un certain rythme, et d'y trouver plaisir sans en attendre des résultats tangibles huit jours après. Vous allez vous dire : « Ah bon, ce n'est que cela ? Mais je peux le faire alors ! »

Il suffit d'un éclairage neuf pour faire sauter les verrous et les blocages que l'on s'est mis dans la tête. *Just do it!*

Comment contrecarrer la dérive sédentaire ?

Grâce à des mesures simples que vous connaissez, il vous reste à les inviter dans votre quotidien.

Chez vous :

- accompagner votre enfant à l'école à pied au lieu de le déposer en voiture ;
- prendre le métro, le bus ou le tram pour aller travailler, en s'arrêtant deux stations plus tôt pour marcher un peu ;
- adopter un chien et le faire se promener ;
- emprunter les escaliers plutôt que prendre l'ascenseur ;
- vous lâcher sur le jardinage, le bricolage.

Si vous travaillez dans un bureau, la norme est de rester devant son ordinateur 80 % du temps, une épidémie qui touche la plupart des métiers.

Quelques réflexes à acquérir :

- se lever toutes les heures de son siège pour aller faire un tour dans le couloir ;
- se déplacer pour apporter des documents dans un autre bureau, plutôt que de ne fonctionner que par mail ;
- s'accorder quelques étirements en fin de matinée et d'après-midi.

Un certain nombre d'entreprises ont pris acte du fait que la position assise n'était pas forcément bénéfique et, en alternance avec la configuration classique, commencent à installer des espaces de travail avec des bureaux, réglables en hauteur, permettant de travailler debout.

Une bonne occasion de changer de position à certains moments de la journée et, en portant le poids alternativement d'un pied sur l'autre, de faire travailler son système de retour veineux – ce qui constitue une excellente mise en jambes !

Pour celles et ceux qui travaillent chez eux, même conseil, se lever trois minutes toutes les heures pour faire quelques pas et se livrer à quelques exercices de flexion.

Il existe aussi d'excellents pédaliers spécialement étudiés pour se loger sous un bureau ou une table de réunion et faire de beaux kilométrages sur place tout en ne perdant pas une minute de son efficacité !

Des exemples à multiplier en fonction de votre inspiration. Ils illustrent le combat simple contre la sédentarité par un certain nombre de modifications infimes des habitudes de vie. Et rien ne vous empêche d'en inventer de nouveaux !

Activité physique, faux synonyme de sport

Il existe une différence notable entre l'activité physique et le sport. Dans la sémantique comme dans la symbolique.

Quand je dis à mes patients : « Vous allez bouger, faire une activité physique ! », ils me répondent : « Ah non, je n'ai pas le temps de faire du sport ! » Ils entendent « faire du sport », ce qui n'a rien à voir avec ce dont je leur parle !

L'activité physique, c'est tout simplement être en mouvement, dans une dynamique positive pour sa santé, pour la tête comme pour le corps, sans recherche de performance, ni d'objectif chiffré. C'est le simple contraire de l'inactivité. La marche en est un bon exemple.

Le sport est une activité physique programmée, organisée avec une possible compétition contre le chronomètre ou un adversaire qui peut être soi-même.

Un impact tout bénéfice pour votre santé. L'activité physique cumule les bénéfices : il est prouvé que la pratique régulière d'une activité physique permet une diminution de la mortalité de l'ordre de 30 % et qu'elle permet en outre de « mieux » vieillir.

L'activité physique va avoir un effet contraire sur tout ce qu'induit un mode de vie sédentaire.

L'idéal est de développer votre endurance, en pratiquant une activité de moyenne intensité mais prolongée.

Exemples : la marche active, la marche nordique, la course à pied (vous êtes cap ?), le vélo, la natation… ou le ski de fond. Autant d'exercices où l'on peut doser son effort pour être en limite d'essoufflement, ce qui veut dire flirter avec son essoufflement. Écouter la radio, regarder des séries ou un super match sur votre vélo d'appartement permet de se faire du bien en pensant à autre chose !

Résultat : votre appareil cardio-pulmonaire va s'habituer à travailler à l'économie, va rentabiliser tout le processus de l'effort. Vous en ressentirez les bienfaits à chaque heure du jour, un même effort de la vie quotidienne sera plus facile. Vous serez moins essoufflé et votre cœur cognera moins vite lorsque vous monterez un escalier ou lorsque vous accélérerez le pas en côte.

Avec en prime, à la clé, une diminution de 30 % de risque cardiovasculaire ! Ces effets positifs se développent en l'espace de quelques semaines, à condition que la pratique soit régulière, c'est-à-dire sur la base de trois fois par semaine minimum durant au moins trente minutes à chaque séance.

À l'inverse, si vous arrêtez de pratiquer régulièrement, les bienfaits de l'activité physique disparaissent en moyenne entre trois et six semaines. C'est très variable d'un individu à l'autre, mais on ne capitalise pas les bénéfices.

Autre exemple de bénéfice de l'activité physique : l'hypertension artérielle (HTA). Quand on instaure une prescription d'activité physique en cas d'HTA légère à modérée, on peut obtenir le plus souvent les mêmes effets qu'avec un médicament ! En l'absence d'autre risque cardiovasculaire, on peut se donner six mois pour mesurer l'effet produit.

De même, si plusieurs médicaments sont nécessaires pour équilibrer une tension artérielle, on peut arriver ainsi à en diminuer la quantité. Phénomène identique avec le diabète, on l'a bien vu avec Dominique Garde, mais c'est vrai aussi avec les antidiabétiques oraux. Enfin, le LDL cholestérol que l'on appelle, pour faire simple, le « mauvais cholestérol », baisse également avec le médicament activité physique.

Mais il n'y a pas que le cœur dans la vie...

En cancérologie, de nombreuses études démontrent un effet protecteur, une diminution de 17 % du cancer du côlon et de 20 % pour le sein avec un effet « dose » : plus l'activité est importante, plus les effets protecteurs augmentent. Et il n'y a pas d'âge pour se mettre à bouger, on en retire toujours un bénéfice. Par ailleurs, les récidives de cancer du sein sont moins nombreuses à partir du moment où l'on pratique une activité physique soutenue. Dans tous les cas, elle améliore considérablement la qualité de vie.

Côté surpoids, si l'activité physique ne vous fera pas à elle seule perdre des kilos, bien qu'elle soit très efficace dans la mobilisation des mauvaises graisses, elle vous empêchera de continuer à en prendre. Si vous changez vos habitudes alimentaires, elle facilitera la perte de poids et sera un très bon soutien pour le stabiliser. Un homme ou une femme, porteur d'un des gènes favorisant l'obésité, augmentera son risque de devenir obèse de 30 % en ne bougeant pas et le diminuera de 200 % en s'adonnant à une activité physique ! Que peut-on ajouter ?

L'activité physique est aussi très efficace contre le stress et l'anxiété : elle engendre une baisse des hormones de stress. Le cerveau et en particulier la cognition en bénéficieront : le fait de pratiquer une activité physique stimule l'intellect. La marche, pour ne citer qu'elle, est un excellent déclencheur d'idées et de réflexion.

Le propre de l'activité physique est de s'exercer sans contraintes, tout en respectant quelques règles du jeu. Par exemple, si marcher signifie dans votre esprit piétiner de vitrine en vitrine, cela fera sans doute du bien à votre dressing, mais pas vraiment à votre organisme.

Petits conseils de mise… en marche !

Alors, pour obéir aux règles du jeu, vous allez tout simplement commencer par « réapprendre » à marcher.

À quelle vitesse ?

Rien de plus facile. Il suffit d'avoir de bonnes chaussures et de trouver près de chez vous un endroit où vous ne serez arrêté ni par les feux verts ni par les rues à traverser, voire les vitrines. Où vous pourrez marcher, marcher, avec comme point de repère unique le moment où vous allez flirter avec l'essoufflement. Vous allez devoir ouvrir un peu la bouche pour respirer : vous aurez alors probablement atteint votre seuil ventilatoire.

Cela veut dire que, compte tenu de votre niveau d'activité physique, l'oxygène inspiré est quasiment utilisé en totalité par vos muscles pour travailler. Vous êtes alors parvenu à l'état d'équilibre entre ce qui entre et ce dont votre organisme a besoin…

C'est à cette vitesse-là qu'il vous faudra marcher. Si vous abordez une montée, vous allez être obligé de ralentir un peu le pas, par contre, en descente, il vous faudra accélérer, mais vous garderez comme point de repère, comme « compte-tours physiologique » personnel, cette sensation de flirter avec l'essoufflement.

Et si vous marchez avec un ami, vous allez parler, autre excellent point de repère. Vous devez pouvoir dire quelques mots d'affilée, cinq ou six. Si vous vous exprimez sans difficulté, c'est que vous n'allez pas assez vite, si chaque mot est un supplice qui s'apparente à un dernier souffle, c'est le signal que vous allez trop vite !

De toute façon, même si à un moment vous êtes essoufflé, vous ne courez aucun risque. Simplement ralentissez un peu et si nécessaire arrêtez-vous quelques instants.

En résumé, c'est cet effort de moyenne intensité prolongée qui aura un bénéfice direct sur votre appareil cardio-pulmonaire.

Au fil des semaines, vous allez vous apercevoir que, progressivement, vous marcherez de plus en plus vite… au point de trottiner.

Mais attention, ne brûlez pas les étapes ! Vous n'allez pas effacer en l'espace de quelques semaines les années pendant lesquelles vous n'avez rien fait. Soyez tolérant avec vous-même. Acceptez l'idée qu'il vous faudra trois mois en moyenne pour commencer à en ressentir les bénéfices.

Ne vous leurrez pas. Ne vous mentez pas. Et n'en profitez pas pour vous dire au bout de trois semaines : « Ça n'a rien changé, ça ne sert à rien, donc j'arrête ! »

Si au contraire vous persévérez, non seulement vous marcherez plus vite mais surtout vous améliorerez votre vie quotidienne puisque les efforts de tous les jours vous seront moins pénibles. Votre cœur va moins cogner, votre souffle sera plus léger, vous serez plus à l'aise. C'est du concret.

Attention, si vous arrêtez de le faire, tout disparaît, les bénéfices de l'activité physique ont la particularité de ne pas se capitaliser. Ce n'est peut-être pas juste mais en deux, trois mois, retour à la case départ !

Les dernières études confirment que la vitesse de marche est un index majeur pour apprécier le déclin fonctionnel chez les personnes âgées. Mais aussi à l'âge moyen de la vie, comme marqueur du vieillissement prématuré et d'un risque accéléré d'altération des fonctions neurocognitives.

Les quatre piliers de l'activité physique

L'endurance, c'est ce que l'on vient d'évoquer : mais pour faire le plein de bénéfices, il faut lui associer du renforcement musculaire. Je n'ai pas dit musculation avec des charges très lourdes, mais faire travailler les épaules, les jambes et les muscles le long de la colonne, ces haubans qui vont limiter les risques de lombalgie. Sans oublier la souplesse (le stretching). Il y a débat sur le bon moment par rapport à la séance d'activité physique. La vraie question, c'est l'intensité et la durée de ces étirements, légers avant une séance pour chauffer la mécanique, un peu plus forts en fin de séance pour détendre, mais pas trop forts au risque de majorer des microlésions créées lors des efforts. Les vrais étirements peuvent se faire dans une séance spéciale de stretching. Enfin, l'équilibre est capital, travailler l'équilibre… facile ? À voir : « Allez, sur un pied, et on ferme les yeux ! »

Le (bon) esprit d'escalier

L'escalier est le pire effort qui existe. Même les sportifs de haut niveau sont essoufflés en en montant les marches. Pourquoi ?

Tout simplement parce que lorsque vous marchez, sur du plat, c'est à un rythme donné. Or, tout à coup, vous allez enchaîner quatre, cinq étages, en continuant sur votre lancée, comme si de rien n'était. Et là, vous imposez un changement relativement brutal de sollicitation pour l'organisme, ce qui est ressenti comme violent par l'usine cardio-pulmonaire.

Le problème est que lorsque vous changez de vitesse, l'organisme, lui, n'en change pas immédiatement : il va fonctionner avec un temps de retard pour produire l'énergie nécessaire, un peu à la façon d'un moteur Diesel.

Cela veut dire que, lorsque vous montez un escalier, la brutalité avec laquelle l'effort s'installe n'est pas compatible avec la physiologie. Il faut le temps que les enzymes se mettent en route pour satisfaire la demande en oxygène des muscles, c'est toute une mécanique à lancer.

Votre cœur va s'accélérer et « pédaler » pour essayer de répondre. Au niveau musculaire, là où l'oxygène est utile pour transformer les sucres et les graisses en énergie, il y aura un temps de latence, le temps de mise en route de la cascade chimique qui produit de l'énergie au long cours.

Lorsque vous arriverez à bout de souffle en haut de l'escalier, c'est à ce moment-là que les mécanismes, qui vous auraient été utiles quelques secondes plus tôt, vont être opérationnels.

Je dis toujours à mes patients qu'une fois qu'ils sont arrivés, c'est le moment où ils pourraient commencer à monter...

Au premier étage, tout va très bien, au deuxième ou au troisième, vous commencerez à sentir l'essoufflement. C'est à cet instant que vous serez à votre rythme optimal et qu'il va donc falloir ralentir, parce qu'autrement vous n'atteindrez jamais le cinquième – ou alors avec un stop sur le palier du quatrième !

Une règle absolue : l'échauffement

C'est ce phénomène de décalage qui explique l'importance de l'échauffement.

Ce qui ne signifie pas, ce serait ridicule, de s'échauffer à chaque fois que l'on va monter les marches. En revanche, il faut faire exactement l'inverse de ce que l'on fait spontanément en attaquant bille en tête. Le secret ? C'est de commencer à monter lentement et d'accélérer progressivement pour pouvoir gravir les dernières marches, pourquoi pas, quatre à quatre. C'est une bonne gestion de l'effort !

Cette règle de l'échauffement, en marchant vite, en sautillant sur place, est valable systématiquement avant de commencer une activité physique : course à pied, vélo, natation…

C'est tout aussi valable au tennis, même si vous n'avez qu'une heure devant vous. On peut penser que faire quatre tours de court avant de jouer sont cinq minutes de perdues, bien au contraire. Quel bon retour sur investissement – surtout dans le premier quart d'heure, où vous serez tout de suite chaud, muscles et articulations comprises. Autrement, vous allez peiner pendant ce quart d'heure jusqu'à ce qu'apparaisse votre second souffle. L'usine à produire l'énergie est au régime optimal, alors c'est parti !

N'oubliez pas le « miroir » de l'échauffement : accompagnez le retour au calme par la récupération active. Vous continuez en ralentissant progressivement cinq à sept minutes durant !

Jamais d'arrêt brutal d'un effort soutenu et prolongé au risque d'avoir un malaise. Si vous coupez trop brutalement les gaz, le sang reste ou tombe « dans les chaussettes », et tout tourne. Ne pas lutter : sauter sur place ou se mettre en position allongée les jambes en l'air.

Pourquoi le cœur continue-t-il à battre plus vite un quart d'heure, voire une heure après la séance ? Pour une bonne raison, c'est le moment du remboursement de l'énergie que vous a prêtée votre organisme au début de l'effort ! Ce sera d'autant plus long que vous aurez démarré trop vite. Vous reconstituerez les stocks d'énergie ainsi prêtés avec un peu d'intérêts. Il faudra donc faire tourner le moteur un peu plus longtemps.

Quelles règles du jeu pour le sport ?

Le sport, c'est bien sûr de l'activité physique, mais une activité dynamisée par des objectifs de performance – ce qui peut le rendre encore plus attirant, motivant et sympathique.

Il y a une dimension plus ludique puisque l'on va se mesurer, se battre « contre » un adversaire ou « contre » le chronomètre.

La notion de compétition est quelque chose de noble, mais qui induit d'autres priorités. On va avoir envie d'être mieux classé au tennis, d'améliorer son score au golf ou son temps aux 10 kilomètres, de gagner au foot, de suivre les meilleurs à vélo. Le sport est aussi prétexte à retrouver sa bande de copains, des rendez-vous qui vont ajouter de la convivialité à la motivation, et réciproquement.

Le sport, c'est bon pour le corps et bon pour la tête, avec une amplification de tous les effets positifs de l'exercice physique… si la pratique est adaptée.

Mais à chacun ses limites, à chacun son Galibier !

Un bilan de départ

Le sport, par définition, va vous amener à vous dépasser, puisque c'est là l'enjeu – et le plaisir. Il faut donc partir sur de bonnes bases et vous assurer des fondamentaux. Faire un bilan avec votre médecin traitant qui vous posera les bonnes questions, vous fera ou non procéder à une épreuve d'effort et vérifiera la mécanique, l'appareil locomoteur. Une jambe un peu plus courte avec petite bascule du bassin, une rotule pas totalement dans l'axe finiront par se manifester par des douleurs, tendinite ou autre, du fait de la fréquente répétition du même geste en porte-à-faux.

Un certificat médical d'absence de contre-indication à la pratique du sport (CACI)

Il est nécessaire pour l'obtention d'une licence par une fédération sportive et pour certaines compétitions ; une exception : les fédérations sportives scolaires. Le certificat est maintenant valable trois ans (sauf pour certains sports dits « à risque ») avec obligation de remplir un questionnaire de santé annuel (www.sports.gouv.fr). Ce que l'on recherche, en établissant un certificat médical, c'est éliminer les risques d'accidents graves ou bénins. Le sport n'est pas fait pour se faire mal, encore moins pour en mourir.

On pense évidemment à tous ces jeunes (et moins jeunes), victimes de mort subite sur un terrain de foot ou sur un vélo. Les accidents cardiovasculaires liés à la pratique sportive sont une injustice absolue. Le nombre est relativement stable, aux alentours de 1 000 à 1 200 par an en France, chiffre qui doit faire réfléchir. En cause, la pratique qui augmente, ce qui est une bonne chose, mais avec trop souvent une absence de bilan alors que la moyenne d'âge de celles et ceux qui s'adonnent à la course, au vélo, au foot et au tennis en particulier est de plus en plus élevée.

Il est certain que les risques d'accident sont moindres si l'on reste assis dans son fauteuil. Mais la vie peut aussi vous amener à piquer un cent mètres avec votre valise sur un quai de gare. Bel effort, dont les effets sont pires encore que ceux faits pour gravir un escalier. Et là, vous courez… un risque colossal !

Les études montrent en effet que le risque d'infarctus est sept fois plus élevé lors d'un effort soutenu qu'au repos. Mais pour ce même niveau d'effort, le vrai risque dépend de votre entraînement. Si vous pratiquez une activité physique régulière, le risque est multiplié par 2,4. Si vous ne faites rien, il est multiplié par 107 !

On ne peut pas savoir sans tester... et on a parfois des surprises. Un sujet de 70 ans peut se révéler bien plus performant qu'un jeune de 25 ans. Certains sujets obèses ont une très bonne capacité physique alors que d'autres minces et actifs ont une capacité physique plus modeste.

Le test d'effort

C'est un véritable « banc d'essai » qui évalue le cœur, les poumons, les muscles périphériques et la tension. Dans cette épreuve, le plus important, c'est de connaître votre réelle capacité d'effort. En vous faisant pédaler ou marcher/courir sur un tapis, votre médecin peut réellement l'apprécier. C'est un bon indicateur pour vous guider vers un sport adapté à votre physiologie.

Pour être plus précis, on peut ajouter lors de l'épreuve la mesure de la consommation maximale d'oxygène ($\dot{V}O_2$ max), véritable cylindrée du sportif. Cela permet de mieux guider votre entraînement en vous aidant d'un cardiofréquencemètre. Une montre qui vous donne en temps réel votre fréquence cardiaque. C'est comme un compte-tours, il vous permet de travailler aux bonnes fréquences que l'on a déterminées en faisant la $\dot{V}O_2$.

Fréquence, intensité, durée, type de pratique permettent de déterminer la quantité d'activité physique que vous pouvez produire. Les spécialistes réunissent sous une unité, le MET (*metabolic equivalent of task* ou équivalent métabolique), la dépense énergétique d'une activité que vous êtes capable de réaliser.

Quatre catégories ont été définies :

- capacité physique faible (3-4,9 MET) ;
- capacité physique basse (5-7,9 MET) ;
- capacité physique intermédiaire (8-10,8 MET) ;
- capacité physique haute (> 10,9 MET).

L'épreuve d'effort permet de vous situer par rapport à ce classement et de vous conseiller en termes d'activités, tant en sport que dans votre quotidien. En effet, les actions de la vie courante ont aussi été évaluées, tout comme des gestes de la vie professionnelle.

La dépense énergétique en calories brûlées pendant une heure, pour certaines activités ménagères ou professionnelles, est intéressante à connaître... Sans oublier pour relativiser qu'un pain au chocolat apporte 280 calories !

Les anomalies silencieuses de fonctionnement du cœur

Un cardiaque « silencieux », sans symptôme à l'effort, sera possiblement détecté comme à risque majeur grâce à l'épreuve d'effort, mais en principe seulement ! Il reste une marge de 20 à 30 % d'erreurs de diagnostic. Une épreuve normale n'exclut pas formellement un infarctus dans l'heure qui suit ou quinze jours plus tard. La probabilité est simplement beaucoup plus faible, c'est la limite de l'examen. Pourquoi ? Il peut exister, sur la paroi de l'artère, une plaque d'athérome – ces substances (cholestérol, sucre en excès) qui se déposent sur la paroi des artères, formant des couches qui grossissent, durcissent et obstruent les vaisseaux – pas forcément très épaisse, en tout cas pas assez pour gêner significativement le passage du sang. Sauf que, lors d'un effort violent, cette plaque peut se rompre, se cisailler, un caillot se former et provoquer un infarctus imprévisible. Aujourd'hui, on ne sait pas prédire ce type d'accident, au niveau des coronaires. Dans les dix ans à venir, l'IRM fonctionnelle pourra probablement nous aider à identifier les plaques instables, celles qui présentent des risques de fracture, en analysant leur texture.

En résumé, l'épreuve d'effort est surtout « rentable » en termes diagnostiques chez des personnes à risque : âge, tabac, diabète, cholestérol et/ou tension élevés, antécédents cardiaques chez les parents.

Vous y pensez peut-être… cet examen a été marqué par le décès dramatique du grand René Goscinny, survenu chez son cardiologue après un test d'effort (en 1977). Il n'a été que le révélateur d'un gros problème coronaire qui aurait pu s'exprimer le lendemain lors d'un effort dans la rue... Malheureusement, la réanimation a été impossible. Plus personne n'a voulu faire d'épreuve pendant au moins trois mois, et quarante ans après, certains qui viennent le faire l'évoquent encore. Pourtant, il vaut mieux risquer l'accident en milieu hospitalier qu'en rase campagne...

La vie quotidienne est aussi une forme d'activité physique

Exemples de dépenses caloriques (en kcal) pour une heure en fonction de l'activité, pour un homme mesurant 1,70 mètre et pesant 65 kilos ; et une femme mesurant 1,60 mètre et pesant 55 kilos.

Activités	Homme	Femme
Activités du quotidien		
Dormir	55	45
Se reposer (allongé dans un fauteuil)	65	55
Être assis tranquille	80	70
Manger	100	85
S'habiller	120	100
Conduire	130	110
Se laver	140	120
Loisirs		
Danse	300	260
Marche rapide	300	260
Marche modérée	240	240

Activités	Homme	Femme
Yoga	280	260
Bowling ou frisbee	200	170
Tricot	100	85
Écriture	100	85
Taper sur un clavier	100	85
Jouer aux cartes	100	85
Sports		
Boxe	1000	800
Alpinisme	900	780
Squash	760	650
Ski de fond	540	460
Natation (longueurs)	540	460
Danse aérobique (intense)	480	410
Danse aérobique (modérée)	340	285
Jogging	480	410
Football	480	410
Tennis (en simple)	480	410
Vélo (promenade)	400	340
Vélo (appartement)	340	285
Aquagym	320	270
Golf	300	260
Ping-pong	280	240
Tâches ménagères et bricolage		
Bûcheronnage	1000	800
Faire un déménagement	500	400
Tondre le gazon (mécanique)	300	320
Ramasser les feuilles (râteau)	280	240
Monter des escaliers	380	320

Activités	Homme	Femme
Jardiner	340	285
Peindre	300	260
Couper du petit bois	250	200
Faire des courses avec un caddie	240	190
Préparer des repas	160	140
Faire la vaisselle	140	120
Tâches ménagères exigeantes	300	260
Tâches ménagères légères	160	140

Les valeurs sont différentes chez l'homme et la femme, car la dépense énergétique totale chez les femmes – nombre de calories dépensées à des fins métaboliques, y compris la respiration, la circulation du sang, la digestion et l'activité physique – est de 5 à 10 % inférieure à celle des hommes. Cela peut s'expliquer en partie par la composition corporelle. En général, les hommes ont une masse musculaire plus importante, des os plus lourds et moins de graisse corporelle que les femmes. Compte tenu de ces différences dans la masse musculaire, les hommes dépensent au repos plus de calories que les femmes. Dépense calorique accrue au repos et dépense calorique accrue à l'activité font qu'il est plus facile pour les hommes de manger davantage sans prendre du poids ou de perdre du poids plus rapidement que les femmes de taille comparable.

Les dix règles d'or de la pratique sportive

Lorsque j'ai fondé le Club des cardiologues du sport en 1993, l'idée était d'aider à répondre à certaines questions. Exemple : avec un cœur malade, peut-on pratiquer un sport et jusqu'à quel niveau ? Nous avions tous au moins un ou deux patients ayant été victimes d'un infarctus ou qui avaient bénéficié de stents coronaires (les petits ressorts) et qui avaient repris le sport à un très bon niveau. L'idée du club était de réunir ces cas, de les suivre pour en tirer les enseignements qui nous permettraient ensuite de proposer des conseils pratiques. Bon nombre de coronariens peuvent reprendre le sport, à présent on sait lesquels !

Les dix règles d'or, rédigées au sein du club, ont été avalisées par l'Académie de médecine et le ministère de la Jeunesse et des Sports. Des règles simples de bon sens mais pas si souvent appliquées, elles sont toujours d'actualité.

CŒUR ET ACTIVITÉ SPORTIVE : ABSOLUMENT, PAS N'IMPORTE COMMENT
LES DIX RÈGLES D'OR

Recommandations édictées par le Club des cardiologues du sport (CCS)

1/ Je signale à mon médecin toute douleur dans la poitrine ou essoufflement anormal survenant à l'effort*.
2/ Je signale à mon médecin toute palpitation cardiaque survenant à l'effort ou juste après l'effort*.
3/ Je signale à mon médecin tout malaise survenant à l'effort ou juste après l'effort*.
4/ Je respecte toujours un échauffement et une récupération de dix minutes lors de mes activités sportives.

5/ Je bois 3 ou 4 gorgées d'eau toutes les trente minutes d'exercice à l'entraînement comme en compétition.
6/ J'évite les activités intenses par des températures extérieures < -5 °C ou $> +30$ °C et lors des pics de pollution.
7/ Je ne fume pas, en tout cas jamais dans les deux heures qui précèdent ou suivent ma pratique sportive.
8/ Je ne consomme jamais de substance dopante et j'évite l'automédication en général.
9/ Je ne fais pas de sport intense si j'ai de la fièvre, ni dans les huit jours qui suivent un épisode grippal (fièvre + courbatures).
10/ Je pratique un bilan médical avant de reprendre une activité sportive intense si j'ai plus de 35 ans pour les hommes et 45 ans pour les femmes.

* Quels que soient mon âge, mes niveaux d'entraînement et de performance, ou les résultats d'un précédent bilan cardiologique.

Le site Internet du Club des cardiologues du sport, régulièrement mis à jour et bien documenté, permet à chacun de trouver bon nombre d'informations : où consulter un cardiologue du sport ? Quels sont les centres à proximité pour faire un bilan ou une $\dot{V}O_2$ max ? Et surtout toute une panoplie de conseils validés pour une pratique la plus bénéfique possible des activités physiques et sportives.

Une adresse à noter : www.clubcardiosport.com

Les bienfaits de l'activité physique et sportive en endurance :

Elle permet d'avoir une bonne condition physique, ce qui, au-delà de l'amélioration de vos performances sportives, facilitera votre vie quotidienne.

Elle protège de la survenue des maladies cardiovasculaires (infarctus du myocarde et angine de poitrine), quel que soit votre âge.

Elle protège de la survenue de certains cancers, en particulier celui du sein chez la femme, de la prostate chez l'homme... et du côlon chez tout le monde.

Elle réduit le risque de diabète et aide à mieux équilibrer le taux de sucre dans le sang (glycémie).

Elle facilite la stabilité de la pression artérielle.

Elle est efficace pour le maintien du poids de forme et peut réduire les risques d'obésité.

Elle réduit le risque de lombalgie.

Elle améliore le sommeil.

Elle lutte efficacement contre le stress, la dépression, l'anxiété.

Elle retarde le processus de vieillissement et protège de la perte d'autonomie.

Incroyable, mais tout cela est démontré à des degrés variables dans des études scientifiques.

Satisf'action !

Certains signes ne trompent pas. Une certaine légèreté, un esprit serein, le sentiment d'avoir accompli quelque chose : aucun doute, vous avez fait du sport ! Pas nécessairement un marathon, mais une partie de foot, un petit footing en forêt, quelques cols franchis sur votre vélo d'appartement… C'est scientifiquement prouvé : le sport rend heureux ! Des chercheurs de la George Mason University, aux États-Unis, ont récemment noté une corrélation entre les journées d'exercice et les interactions sociales positives. Un effet qui s'étend même au lendemain. En bref, le sport est le secret d'une bonne humeur au réveil.

Mais alors pourquoi est-il parfois si difficile d'enfiler ses baskets ?

Certaines études évoquent une altération des récepteurs de la dopamine chez les plus sédentaires. Les circuits de la motivation et du plaisir stimulés par l'activité physique seraient alors moins efficients.

Un certain nombre d'*a priori* sont également à faire tomber. Lorsque l'on parle de santé et de bien-être, il n'est pas question de courir jusqu'à l'épuisement ou de s'entraîner plusieurs heures par jour. Il faut tout simplement trouver son rythme. Celui qui vous apportera cette satisfaction quotidienne et une motivation dans la durée.

Plaisir immédiat et objectifs accessibles

Il suffit de vous fixer des objectifs sans ambition démesurée : la perspective de participer à une course locale dans quelques mois ou d'intégrer une équipe de foot de copains peut constituer de sérieux éléments de motivation.

Ce peut être de perdre quelques kilos et de ne plus être essoufflé dans les escaliers. Action : privilégier les activités de « cardio » dans la durée (au-delà de quarante-cinq minutes), vélo, marche nordique, aquagym, aquabike, forcément couplées à une adaptation de votre alimentation.

Équipez-vous de façon pragmatique : des chaussures adaptées pour éviter les blessures, des vêtements souples et légers pour bien laisser respirer la peau, une appli bien ciblée sur l'activité choisie ou une montre connectée pour suivre vos efforts et surtout évaluer votre progression dans la durée, rejoindre une communauté pour se motiver...

Attention à vos amis plus sportifs, ne soyez pas tentés de suivre leur rythme, cela serait même contre-productif et cela viendra en son temps. Il faut avancer en douceur : alterner footing et marche active, si vous n'avez pas couru depuis longtemps. Sans oublier bien sûr de s'échauffer, de s'étirer et de s'hydrater suffisamment pour limiter les courbatures.

Le plus dur est fait. Plus question de lâcher : variez les activités, courez en musique et invitez vos amis à vous suivre. Votre belle humeur retrouvée suffira certainement à les entraîner à vos baskets !

Le golf : sport ou activité physique ?

Un parcours de 18 trous représente tout de même une bonne dizaine de kilomètres de marche, ce qui est excellent, avec éventuellement un gros sac à porter en prime. Hormis cela, le golf ne nécessite pas d'effort physique violent *a fortiori* si une voiturette ou un caddie pour tirer le chariot vous assistent.

Il suppose par contre de la concentration, de la force mentale et une bonne gestion du stress – surtout en compétition… Sans oublier le côté ludique ! Deux ou trois parcours par semaine sont bons pour votre santé, même si ce n'est pas de l'endurance à haut niveau.

Donc, avant de dire qu'une activité physique est intéressante, il faut savoir comment on la pratique. C'est exactement comme au foot : un avant-centre et un gardien de but n'auront pas les mêmes sollicitations et ne vivront pas le même match sur le plan physique !

Aller en salle pour se (re)mettre en selle

Les salles de sport sont une alternative à considérer. On y a accès quand on le souhaite sans être soumis aux aléas des intempéries. Elles offrent divers appareils qui vous permettent de pratiquer des activités physiques adaptées à vos capacités et vos objectifs, du débutant au sportif de bon niveau.

Vous n'avez jamais pratiqué de sport ? Vous avez eu une maladie cardiaque ou un cancer, vous êtes guéri ou en rémission et votre vie repart ? Vous voulez compléter votre entraînement en extérieur ? Vous voulez simplement garder la forme ?

Les équipements vous permettent de travailler de façon harmonieuse l'endurance, le renforcement musculaire, la souplesse (le stretching) et l'équilibre, avec dans la plupart des salles les conseils avisés de coachs.

Vous voulez y aller à fond, pédaler, faire du fractionné ? N'oubliez pas pour autant de faire un peu de renforcement musculaire. Vous voulez entretenir vos tablettes de chocolat et vous faire de beaux deltoïdes ? D'accord, mais, pour l'harmonie de votre corps, il faut compléter cet exercice par de l'endurance. La vie n'est qu'équilibre. Il faut prendre conscience que les quatre composantes sont essentielles pour ressentir tous les bienfaits de l'activité physique.

Tout cela nécessite des apprentissages à faire ou à refaire. Parfois l'un ou l'autre passe à la trappe, celui de l'équilibre notamment. Mes patients tombent des nues quand je leur explique : « Vous ne voyez pas de quoi je parle ? Fermez les yeux et mettez-vous sur un pied : vous tenez combien de temps ? » Travailler à entretenir son équilibre, c'est, à partir d'un certain âge, prévenir la perte d'autonomie, la dépendance...

Le seul point noir pourrait être... les autres. La notion de collectivité peut éventuellement vous gêner. N'hésitez pas alors à vous rapprocher d'un bon coach qui, en individuel, vous mettra sur les bons rails, mais ce n'est pas le même prix. Un point de départ pour se livrer ensuite à l'activité physique dans la nature.

Quand le sport fait mal… Guérir une entorse (et éviter une récidive) dans les règles !

Quand on se fait une entorse, on attend généralement que ça cicatrise, on rééduque un peu… ou pas, et on dit que ça ira bien ! Grosse erreur. La rééducation, après une entorse, doit se faire à deux niveaux.

Le premier consiste bien évidemment à pouvoir marcher à nouveau sans avoir mal. Il faut s'assurer que l'articulation fonctionne normalement et que les appuis sont bons.

Mais tout aussi importante est la rééducation (ou l'éducation) de la proprioceptivité, de toutes ces petites terminaisons nerveuses partout dans la cheville. Ce sont autant de capteurs qui ont pour mission d'informer les centres nerveux en instantané de la position de vos articulations dans l'espace. En cas de mouvement extrême, si les capteurs sont réactifs, ils vont donner très rapidement l'information aux muscles pour immédiatement redresser la situation. Certaines entorses sont cependant inévitables, parce que le pied se tord complètement.

Si une entorse survient, même bénigne, il est fondamental d'aller chez un kinésithérapeute pour refaire travailler ces capteurs. La rééducation se fait sur des demi-sphères relativement molles ou surmontées d'un plateau. L'instabilité générée stimule fortement les capteurs. Vous allez apprendre à votre articulation à être vigilante et corriger les mouvements anormaux excessifs (dans certaines limites). Et vous risquerez donc beaucoup moins de récidives.

Sport sur ordonnance : même malade, parlez-en à votre médecin !

L'activité physique, on ne le redira jamais assez, est excellente pour la santé. Elle renforce le cœur, facilite la stabilité de la pression artérielle, réduit le risque de surpoids, améliore le sommeil, lutte contre le stress et la dépression, tout en favorisant un vieillissement en bonne santé.

Mais savez-vous que ces bénéfices sont tout aussi importants lors de maladies chroniques ? Après un infractus ou une opération du cœur, la réadaptation cardiaque avec entre autres de l'activité physique réduit de 26 % le taux de mortalité et de 31 % le risque de réhospitalisation.

Mais le message n'est pas toujours bien compris. Certains malades entendent qu'ils doivent au contraire se reposer, ne pas trop en faire. Cela n'est pas justifié scientifiquement. Un organe malade qui fonctionne moins s'abîmera de plus en plus vite. Un groupe d'experts de l'Inserm a confirmé ces bénéfices dans un rapport récent. En allant même plus loin, pour certaines maladies, comme la dépression légère à modérée, le diabète de type 2 à son début, l'obésité, l'hypertension légère à modérée et l'artérite des jambes, des séances d'activité physique pourraient être la première thérapeutique prescrite avant n'importe quel médicament ou en même temps.

Parler de sport à des personnes malades serait inadapté, voire surprenant, alors qu'il s'agit d'activité physique ! Une prise en charge individualisée est nécessaire : choisir avec son médecin une activité adaptée, que l'on aime, pour s'assurer de rester observant, tout en respectant les limites et les capacités de chacun. Cet accompagnement médical est essentiel pour poser certaines limites à ne pas dépasser, comme un niveau d'essoufflement personnel, éviter la survenue d'éventuelles douleurs, déterminer une fréquence cardiaque limite sur son cardiofréquencemètre (il sonnera au-delà). Pour ce faire, il existe différents acteurs, des professeurs d'activité physique adaptée (APA), des moniteurs, des éducateurs, tous formés spécialement pour s'occuper de malades pouvant être fragiles. Paradoxalement, ce sont ces derniers qui en auront les plus grands bénéfices.

La prescription d'une activité physique adaptée (à votre état) est inscrite dans la loi de santé, posez la question à votre médecin traitant pour savoir comment en bénéficier.

Seul petit hic, il n'est pas encore prévu de prise en charge, ni de remboursement, comme c'est le cas pour la réadaptation cardiovasculaire ou certains « soins de support » dans le cadre du cancer, par exemple.

Cela viendra sûrement, mais en attendant, vous en ressentirez les bénéfices, qui pour vous n'ont pas de prix… et ça, c'est maintenant !

Points forts à retenir

Prendre conscience de la sédentarité, dangereuse pour la santé : si on reste assis plus de sept heures par jour et plus de trois heures d'affilée. Elle est souvent associée à l'inactivité physique.

Les bénéfices de l'activité physique comme la marche active sont démontrés entre autres contre les maladies cardiovasculaires, en cancérologie, dans la lutte contre l'obésité et le stress, enfin pour entretenir son cerveau.

Endurance, renforcement musculaire, souplesse et équilibre sont les mousquetaires d'une activité physique profitable. Il y a toujours une activité physique adaptée quand on a une maladie chronique.

Bien respecter les règles d'or pour faire du sport en limitant les risques pour le cœur et l'appareil locomoteur.

HUITIÈME RENDEZ-VOUS : VOTRE STRESS

Le stress fait partie du quotidien et c'est normal

Modifier son style de vie ne s'arrête pas à la nutrition ou à l'activité physique, il faut aussi apprendre à gérer son stress, en commençant par le mieux connaître. En physiologie, on distingue le stress aigu du stress chronique.

Le stress aigu

Il décrit cette alerte générale avec sa cascade de réactions physiologiques qui permet de faire face à une situation d'urgence. Confronté à l'imprévu, à ce qu'il perçoit comme une menace éventuelle, notre cerveau va déclencher l'alarme. Des clignotants vont s'allumer un peu partout pour alerter notre organisme et lui demander d'envoyer les messages aux différents organes. Les hormones du stress, adrénaline, noradrénaline et cortisol en sont les messagers.

Démonstration ? Vous êtes allongé, votre tension s'inscrit à 13/8, 14/8. Vous entendez claquer violemment une porte ou quelqu'un crie brutalement très fort : votre tension va monter à 16 ou 17 ; votre fréquence cardiaque va passer de 70 à 90 battements par minute. C'est normal, l'organisme a réagi à un stimulus, se met en alerte à une agression extérieure et, dans les minutes qui suivent, il reviendra au calme.

Autre situation bien connue : si je prends la tension à un patient tout juste arrivé en consultation, elle a toutes les chances d'être élevée. S'être plus ou moins dépêché pour arriver à l'heure, l'effet « blouse blanche » – on est toujours un peu sur ses gardes quand on vient voir son médecin – génèrent une inquiétude diffuse, un stress caché. « Qu'est-ce qu'il va me trouver... ? » Si je reprends la tension en fin de consultation, après repos, et qu'on a parlé d'autre chose, la tension baisse le plus souvent, par exemple de 16 à 13 ! Cela n'a rien d'étonnant.

« J'ai failli me faire renverser par une voiture (ou une trottinette) ! » Une peur, un stress suffisamment violent va vous galvaniser, vous permettre de courir, d'échapper, d'éviter : c'est un système à grande réactivité.

Votre vie quotidienne est remplie de ces hauts et bas de votre réactivité à l'environnement et à vos émotions.

Et heureusement ! Autrement, nous n'aurions pas de « caractère ».

Tout cela est le plus souvent sans conséquence tangible pour la santé. Plus rarement, si sans le savoir votre cœur est déjà fatigué, un stress aigu prolongé peut multiplier par cinq le risque de faire un infarctus ou un AVC ! La poussée de stress lors d'un penalty raté ou d'une finale qui se passe très mal a parfois des conséquences médicales. Des entraîneurs ont été victimes de mort subite par infarctus, sur leur banc, à cause de ce stress phénoménal. On a constaté qu'il y a davantage d'admissions aux urgences cardiologiques au moment de matchs importants... Il peut donc arriver qu'une inondation d'adrénaline provoque des troubles cardiaques mortels, mais c'est très exceptionnel.

Le vrai problème, c'est quand vous êtes quasiment tout le temps en état de stress.

Les « petits » signes de surchauffe

Surtout, rester à l'écoute de votre corps qui malgré son silence a beaucoup à vous dire. Les palpitations d'abord, il n'y a aucune raison d'avoir des palpitations – on ne devrait même pas sentir son cœur dans sa poitrine, sauf en cas d'émotion... amoureuse entre autres. De même, une montée quatre à quatre de cinq étages, deux, trois cafés serrés d'affilée, des cigarettes ou joints font chez certains (ou certaines) taper le cœur dans la poitrine. C'est une réactivité spontanée physiologique de votre cœur, rien de plus normal.

Ce qui ne l'est plus, c'est quand, sans raison extérieure, votre cœur cogne en permanence ou si vous êtes hyperréactif à la moindre contrariété banale. Si le rythme du cœur s'accélère, s'il semble battre la chamade, si par moments il y a des trous, s'il y a comme une bulle, comme un point au cœur, ce sont autant d'images classiques des ratés qu'on appelle des extrasystoles. Les palpitations ont schématiquement deux explications : la première, c'est le cœur qui envoie un message pour dire qu'il est malade (parce qu'il est mal irrigué, parce qu'il a une grosseur anormale ou des valves qui ne marchent pas bien) et il faut bien sûr éliminer cette possibilité. La seconde, c'est un cœur strictement normal, mais qui réagit ponctuellement à un environnement stressant, qui est comme la personne… un peu *speed* !

On peut aussi avoir cette impression de gêne, de poids sur la poitrine ou cette difficulté à respirer : on n'arrive plus à gonfler la poitrine, simplement parce que l'on est contracté, ce qui donne cette sensation de blocage…

Le mal de ventre peut lui aussi exprimer le stress. Qui ne connaît pas ces douleurs des écoliers (de tous âges !) qui ont mal au ventre avant un examen. Le plus souvent, ce ne sont que des spasmes sans suite (les muscles lisses du tube digestif). Si cela devient chronique sans maladie digestive objectivée, on peut évoquer une colopathie fonctionnelle, résultante le plus souvent d'une alimentation mal adaptée au microbiote et d'un stress chronique qui vont provoquer une réaction au niveau du tube digestif.

Ces maux de ventre chroniques peuvent très rarement être de vraies maladies type appendicite ou occlusion. Plus préoccupant, il a été démontré que les MICI, les maladies inflammatoires chroniques de l'intestin (maladie de Crohn, rectocolite hémorragique…), pouvaient tout à fait avoir, sur un terrain prédisposé, un stress chronique comme élément déclenchant. Un bilan médical éliminera ces hypothèses.

Enfin, et cette liste est presque infinie, ce peut être aussi un mal de tête récurrent. Globalement, des signes modestes qui peuvent faire craindre une maladie plus grave. Tout cela est une façon pour le corps de dire qu'il n'en peut plus.

Votre autoquestionnaire sur le stress

Bref, le stress fait partie de notre vie. Mais est-il moteur ou ennemi de notre bien-être ? Vous en avez à présent l'habitude, avant les conseils pratiques, vient le temps de quelques questions* pour savoir où vous en êtes.

Êtes-vous satisfait dans votre travail (ou dans votre vie quotidienne si vous n'exercez pas une profession rémunérée) ?

- ❑ Pas très satisfait
- ❑ Peu satisfait
- ❑ Modérément satisfait
- ❑ Satisfait
- ❑ Très satisfait

* Extrait du questionnaire « ET LA SANTÉ ! ».

Maîtrisez-vous vos horaires et vos pratiques professionnelles (prendre en compte début et fin d'une journée de travail, temps de vacances et travail à la maison) ?

- ❑ Difficilement contrôlables
- ❑ Un faible contrôle
- ❑ Un contrôle modéré
- ❑ Un assez bon contrôle
- ❑ Un très bon contrôle

Au cours des trois derniers mois, vous êtes-vous senti beaucoup sollicité et sous pression au travail et/ou dans votre vie quotidienne ?

- ❑ Pas du
- ❑ Un peu
- ❑ Modérément
- ❑ La plupart du temps
- ❑ Tout le temps

Au cours des trois derniers mois, vous êtes-vous senti très calme et en paix ?

- ❑ Pas du tout
- ❑ Un peu
- ❑ Modérément
- ❑ La plupart du temps
- ❑ Tout le temps

Au cours des trois derniers mois, vous êtes-vous senti plein d'énergie ?

- ❑ Pas du tout
- ❑ Un peu
- ❑ Modérément
- ❑ La plupart du temps
- ❑ Tout le temps

Au cours des trois derniers mois, avez-vous ressenti du plaisir dans les activités quotidiennes ?

❑ Pas du tout ❑ Un peu
❑ Modérément ❑ La plupart du temps
❑ Tout le temps

Au cours des trois derniers mois, vous êtes-vous senti heureux ?

❑ Pas du tout ❑ Un peu
❑ Modérément ❑ La plupart du temps
❑ Tout le temps

Comment vous sentez-vous dans la perspective des six mois à venir ?

❑ Très préoccupé et inquiet, ils vont être difficiles et je crains l'échec.
❑ Modérément préoccupé et inquiet, ils vont être difficiles mais je pense pouvoir les surmonter.
❑ Ni préoccupé ni optimiste, ils vont être pareils.
❑ Modérément optimiste, je pense qu'ils seront bons pour moi.
❑ Très optimiste, tout va bien pour moi et je regarde l'avenir avec confiance.

Selon vous, au cours des trois derniers mois, quelle a été votre capacité à faire face à vos responsabilités ?

❑ Nulle ❑ Réduite ❑ Modérée
❑ Grande ❑ Très grande

Quel est, selon vous, l'impact de votre état de santé général sur vos performances au travail (ou votre vie quotidienne si vous n'exercez pas une profession rémunérée) ?

❑ Pas d'impact ❑ Un léger impact
❑ Un impact modéré ❑ Un impact assez important

Dédiaboliser le stress !

Si vous n'êtes pas stressé, vous n'êtes pas un être vivant ! C'est le stress qui crie : « Moteur ! » et vous avez raison de l'écouter.

Le stress fait partie de la vie. Ce serait absurde d'en faire une maladie, c'est à lui que nous devons nos émotions et notre juste relation aux autres. Il est au centre de tout : sans stress, pas de réactivité face à un environnement... par nature imprévisible, incontrôlable. Sans cette stimulation, peut-être auriez-vous été tenté, jusqu'au dernier moment, d'abandonner, de renoncer.

Le stress positif intervient aussi lorsque l'on doit passer un examen. La veille de l'événement – nous sommes tous passés par là –, on n'a plus les idées claires, tout se mélange. C'est le stress qui va mobiliser nos différentes ressources pour que tout se remette en place le moment voulu. Certains diront : « Je perds tous mes moyens ! » Cette affirmation est plausible si le stress arrive sur un terrain d'hyperréactivité ou de fatigue marquée.

On peut apprendre et s'entraîner à gérer son stress. C'est veiller à avoir la réaction adaptée : on parle de syndrome d'adaptation générale. Il s'agit d'apprendre aux différentes parties qui nous constituent, physique et psychique, à avoir des réponses dosées en cas d'alerte généralisée. Cela permet de moduler ses réactions, face à cette montée d'adrénaline et de cortisol, celle qui donne la chair de poule, qui fait battre le cœur, qui met en état de fébrilité.

Le plus classique est le stress conjoncturel, un environnement auquel on ne peut échapper. On sait parfaitement expliquer un stress lié au deuil, au divorce, à la perte d'un travail, voire à un déménagement. Si l'on n'est pas stressé face à de tels événements, c'est qu'on les a anticipés, tant mieux, mais c'est rare. Si l'on perd un parent condamné par une grave maladie, et que l'on a pris sur soi jusqu'au moment de son décès, il y aura toujours le stress du deuil. Pendant quelques mois, pour gérer ce stress, l'organisme va pouvoir/devoir puiser dans ses réserves, et le plus souvent, après quelque temps, tout redeviendra normal. La vie reprend, comme on dit !

Pour faire face, l'aide d'un coach, d'un psychologue ou de techniques spécifiques permettent de repérer les mécanismes du stress et mieux les contrôler. En première intention, cela semble plus logique que de se jeter sur des médicaments qui restent un recours possible pour passer un cap. Ce n'est pas parce que l'on a des palpitations que l'on va se précipiter sur les médicaments antiarythmiques ou se lancer dans des explorations compliquées. Pour une oppression dans la poitrine ou des palpitations « réactionnelles », j'explique souvent à mes patients : « Je peux tout à fait vous donner des médicaments : votre fréquence cardiaque sera fixe, votre tension sera fixe, votre cerveau sera fixe, vous ne sentirez quasiment plus rien, mais ce n'est pas la vie. Mieux vaut les traiter par le mépris ou retrouver un bon équilibre avec de la cohérence cardiaque ou du yoga par exemple. » Autre piste possible : celle du magnésium. Bon nombre de contractures, de sensations d'oppression, de fourmillements, de tremblements légers sont liés à une désynchronisation au niveau des cellules. Tous nos minéraux, le magnésium, le sodium, le potassium, se mélangent dans le plus grand désordre. Les mécanismes d'échange au niveau des cellules sont alors déréglés. Une cure de magnésium à haute dose pendant quinze jours peut alors suffire à régler le problème... ou pas.

Le stress aigu est donc indispensable pour faire face aux agressions, mais aussi pour se motiver et pour mobiliser toute son énergie dans l'action. On a bien compris qu'il y a toute une gradation dans le stress : du positif au négatif, et parfois jusqu'au stress pathologique. L'objectif est de rester, autant que faire se peut, dans la zone du stress positif pour qu'il soit aussi moteur que motivant. Tomber légèrement du côté du stress négatif n'est pas forcément gênant : c'est quand cela devient un mode de vie que ça l'est…

LE SYNDROME DE TAKO-TSUBO : LE CŒUR BRISÉ DE MME BUTTERFLY

Il existe des cas particuliers. Le plus spectaculaire est ce Tako-Tsubo, cette cardiomyopathie (maladie du muscle cardiaque) de stress, dont les symptômes hyper amplifiés font penser à un infarctus du myocarde… alors qu'elle est le résultat d'une rupture sentimentale !

C'est au Japon, dans les années 1990, qu'un chercheur s'est intéressé au cas de ces femmes (ménopausées le plus souvent) qui, après avoir été abandonnées dans des circonstances particulièrement violentes ou cruelles, étaient victimes d'un épisode majeur de maladie cardiaque, alors même que leur cœur était auparavant en parfaite santé.

Explication ? À l'annonce de la rupture, un stress monumental envahit l'organisme et sature le cœur. Le muscle cardiaque, inondé par les hormones de stress, va se retrouver en état de sidération, avec en réaction une poussée d'insuffisance cardiaque ou des troubles du rythme majeurs, entraînant rarement le décès.

C'est un phénomène extrême qui ne reflète pas la réalité – même si près de 253 000 couples se séparent chaque année en France. La Fédération française de cardiologie encourage les femmes de plus de 50 ans qui viennent de subir une rupture à rester attentives aux éventuels signes avant-coureurs de ce « faux infarctus de stress »…

Le piège… le stress chronique

Quand le stress vous accompagne au quotidien, qu'il devient votre façon de vivre, c'est alors que vous basculez dans le stress chronique, insidieusement et progressivement. Cela correspond à une agression quasi permanente du corps et du cerveau, entraînant une surchauffe constante. Ces stress répétitifs, voire permanents, vont entraîner des modifications dans l'organisme. Il passe en surexploitation, en surrégime, faisant tourner à fond tous les systèmes compensateurs. Cela génère une inflammation chronique nocive pour la vie des organes.

DU STRESS CHRONIQUE À L'INFLAMMATION CHRONIQUE

Notre corps est une extraordinaire machine, capable de se régénérer, de transformer l'alimentation en énergie et même de se soigner toute seule. Face aux agressions, un processus de protection s'enclenche : l'inflammation. Les vaisseaux sanguins se dilatent pour favoriser l'arrivée de

cellules immunitaires vers la zone lésée, une infection, une blessure. C'est le bon côté de l'inflammation.
Mais lorsque ce mécanisme persiste sous l'impulsion de différents facteurs, il devient délétère. Et face aux situations de stress permanent, les phénomènes de compensation entretiennent l'inflammation. C'est un peu comme si l'organisme était en permanence en train de faire le pompier, on va éteindre un feu là, éliminer ici... un phénomène inflammatoire général qui ne fait qu'agresser certains organes et déséquilibrer leur fonctionnement. Cela va continuer à évoluer jusqu'à la goutte d'eau qui va faire déborder le vase.
On parle alors **d'inflammation chronique**, un mal silencieux, associé à de nombreuses maladies contemporaines, comme l'obésité, le cancer ou encore la maladie d'Alzheimer.

On n'a même plus, au bout d'un certain temps, la notion de cet état de surchauffe. Sauf quand l'organisme va commencer à tirer la sonnette d'alarme et envoyer des petits signes qui mènent à la sensation d'épuisement. On n'arrive pas à « l'explosion de la cafetière », au burn-out du jour au lendemain. La toxicité de ce stress chronique découle de son intensité, de sa durée et de sa répétition.

Les maladies cardiovasculaires vont s'exprimer le plus rapidement, infarctus en tête. Un stress chronique, sur un an, deux ans, trois ans, peut aussi mener à la dépression, voire, semble-t-il, augmenter le dépôt des substances amyloïdes au niveau du cerveau et favoriser Alzheimer mais aussi Parkinson.

Son impact est de plus en plus probable dans le développement d'un cancer. Souvent controversée, l'idée que le stress permanent pourrait en faciliter le déclenchement se confirme au fil des études. On raconte beaucoup d'histoires de couples dont la femme est décédée de cette maladie et dont le compagnon est mort d'un cancer dans l'année suivante, ou inversement. Est-ce simplement conjoncturel ? L'une des hypothèses est que cette surchauffe permanente entraîne une réaction inflammatoire générale, une inflammation chronique qui dérègle nos grands équilibres. De façon simplifiée, nous avons en permanence des minicancers dans notre corps, dus à des erreurs de transcription ou à l'impact de l'environnement, mais ces quelques cellules « ratées » sont neutralisées par notre système de nettoyage, le système immunitaire. À la faveur d'un phénomène chronique inflammatoire qui submerge nos défenses, ces petites cellules anormales émergentes vont en profiter pour se multiplier...

Trois niveaux de stress chronique

Premier stade : le stress chronique est bien toléré par l'organisme, qui va compenser et ne rien laisser paraître – hormis peut-être quelques signes de fatigue.

Deuxième stade : l'organisme trouve qu'il a assez compensé, que la situation a assez duré, que vous avez trop tiré sur la corde : il va tenter de vous le faire comprendre en vous envoyant des messages sous forme de fatigue, de maux de tête ou de maux de ventre…

Troisième stade : on passe aux impacts réels et aux pathologies. Le syndrome d'épuisement professionnel (burn-out) est devenu une préoccupation et une peur légitime. Il n'est cependant pas reconnu comme maladie professionnelle mais, selon l'OMS, comme « un phénomène lié au travail » et plus précisément « un syndrome résultant de stress chronique au travail qui n'a pas été géré avec succès ». Cette organisation le caractérise par trois éléments : « un sentiment d'épuisement », « du cynisme ou des sentiments négativistes liés à son travail » et « une efficacité professionnelle réduite ». L'épuisement professionnel a d'innombrables formes d'expression qui vont de la fatigue au diabète, en passant par des troubles cardiaques, la dépression… Rien de bien spécifique. Or, pour reconnaître une maladie, il faut pouvoir la caractériser afin d'en faire le diagnostic. Si elle est difficilement identifiable, une reconnaissance reste possible au cas par cas.

La dictature de deux critères majeurs de stress a changé notre vie : le temps et l'efficience. On nous impose en permanence une course contre la montre. Dans le domaine professionnel, il faut être rentable, dans la performance et les objectifs. C'est dans ce contexte que l'on peut, le plus souvent, basculer vers le stress chronique.

Si l'on vit dans cet état sept heures par jour, cinq jours sur sept, seuls les week-ends permettent de décompresser et encore, on obtient une accumulation majeure d'agents toxiques. À de telles doses et malgré sa tolérance phénoménale, l'organisme va finir par accuser le coup. Le cœur, les artères, le cerveau, les muscles, les articulations, tous ces organes savent fonctionner à plein régime un temps mais, parvenus à un certain stade, ils s'épuisent. Chacun a ses propres limites !

C'est quand notre organisme veut nous dire « stop » que l'on commence à ressentir de vrais symptômes. Mais on a laissé passer le stade précédent, celui où l'on pouvait encore agir. Nous redisons la difficulté majeure pour identifier un stress chronique qui réside dans le fait que les indicateurs sont difficilement quantifiables et varient d'un individu à l'autre. En outre, dans nos sociétés, ce stress chronique peut offrir un visage extrêmement séduisant, celui de quelqu'un d'hyperoccupé, d'hyperefficace dans son travail, de quelqu'un de fantastique, qui réussit tout ce qu'il touche, qui obtient des résultats inespérés… Une forme d'irrésistible sirène de la performance masque la délicate réalité du moteur placé sous cette rutilante carrosserie.

On ne naît pas tous libres, égaux et de bonne humeur !

Sur le plan de l'humeur, il est indéniable que nous ne sommes pas tous égaux. Si certains affichent un inébranlable optimisme, d'autres ont tendance à voir la vie en noir. Les pessimistes auront besoin de se « motiver » deux fois plus que les autres... L'éducation, l'environnement, tous les événements de la vie vont adoucir ou renforcer encore ces inégalités et la perception qu'on en a. Il faut en tenir compte parce qu'elles sont inhérentes à chaque personne. On peut travailler à faire évoluer dans le bon sens une tendance à broyer du noir, à être stressé par le moindre événement, mais ce n'est pas toujours simple.

On sait que toutes les composantes de l'humeur au sens le plus littéral, qu'elle soit enjouée, optimiste, empathique ou à l'inverse pessimiste, mélancolique, sont en grande partie pilotées par des messagers entre nos cellules cérébrales, les neurotransmetteurs :

- la dopamine joue un grand rôle dans la motivation à travers le processus de récompense. C'est elle qui fait aussi de nous des mélomanes ou des gourmets ;
- la sérotonine, c'est la bonne humeur, l'euphorie. Quand il y a carence, la dépression guette ;
- très sympathique est l'ocytocine empathique : elle accompagne l'orgasme... ainsi que l'accouchement ; c'est l'hormone du bonheur ;

– quant aux célèbres endorphines, elles font la course en tête en cas de douleur, d'activité physique à haute dose et interviennent aussi pendant l'orgasme.

Ce n'est pas le seul mécanisme bien sûr, mais en tout cas, c'est le plus tangible, le plus objectivable des éléments dont nous disposons pour établir que le stress chronique modifie de façon certaine le fonctionnement du cerveau. Et qu'à long terme il peut engendrer des dépressions ou ces manifestations de saturation physiologique, qui en sont très proches, que l'on range sous le vocable de burn-out. Ou, si l'on préfère en français, d'épuisement professionnel.

Il va falloir aider l'organisme, qui ne pourra pas s'en sortir seul. Si les aides au comportement, les accompagnements à la santé sont une première étape, une prise en charge médicale prend toute sa légitimité quand certaines limites sont dépassées ; et cela sans trop tarder.

LES COMPORTEMENTS FAUSSEMENT COMPENSATOIRES AU STRESS CHRONIQUE

Pour évacuer, pour compenser cet état, on tente de trouver des échappatoires… qui vont transposer le problème.

- Le tabac : mécanisme compulsif, le plus souvent un transfert gestuel d'un problème intérieur.
- La boulimie : le grignotage est tout aussi compulsif que le fait de fumer.

• L'alcool : il permet d'oublier, car il endort, calme, détend : la définition même de l'anxiolytique.

Les pièges du virtuel, source de stress

Le numérique a cette capacité de vous ouvrir sur un monde et de vous fermer sur un autre. C'est comme tout, avec discernement et tempérance, c'est hyper positif !

Sauf que si l'on passe trop de temps devant des écrans, on court le risque de se couper des autres, de croire que la réalité n'est plus que virtuelle.

Cet univers numérique, où l'on apprend à escalader des sommets comme à tuer sans état d'âme, repose sur des référentiels qui ne sont pas ceux de la vraie vie. En cela, il peut concourir au stress. En effet, appliquer au monde réel ce que l'on apprend dans le monde virtuel crée un décalage permanent. Et l'on va se mettre une pression d'enfer, parce que pour être aussi performant que ses avatars, il va falloir assurer !

L'évolution technologique comporte d'innombrables bénéfices. Le numérique a révolutionné notre espace en nous donnant accès au monde entier, en facilitant par bien des aspects notre quotidien. Mais en abuser, transférer tout son être dans cette réalité virtuelle, bouleverse nos repères. Dans bien des situations la barre est trop haute avec un niveau d'exigence de performance inaccessible, bonjour, le stress !

Un exemple : penser que la sexualité est celle que l'on montre dans les films pornos. L'inconvénient majeur du X est d'induire un stress chez les spectateurs – les plus jeunes en particulier – en faisant passer des performances exceptionnelles pour la norme. Rien de tel pour couper les effets ! L'émotion n'a rien à voir avec ce que l'on donne à voir, qui n'est que de la technique. Cela doit juste nous alerter sur le fait que le virtuel peut changer notre regard sur le réel, et les accros du porno auront un miroir déformant sur ce qu'est une vie sexuelle équilibrée et satisfaisante, sur ce qu'est une vie amoureuse tout court.

LA PANNE SEXUELLE EST QUELQUE CHOSE DE « NORMAL »

Mais si elle est récurrente, il faut consulter et rechercher une cause. Elles peuvent être psychologiques ou organiques. Le stress peut tout à fait entraîner une dysfonction érectile. Une période où le stress chronique vous envahit ou la peur de ne pas être à la hauteur ou performant sont des causes fréquentes. Un accompagnement psychologique peut alors aider.

Attention pourtant si elle est rémanente chez un homme de moins de 50 ans. Elle peut aussi être un symptôme avant-coureur d'une maladie cardiaque, d'un infarctus qui surviendra (ou pas) dans les dix ans. En effet, les artères qui permettent l'érection ont exactement le même mode de fonctionnement que les artères du cœur, elles s'encrassent tout pareillement. Les pannes à répétition peuvent indiquer un problème de passage du sang dans ces artères qui gêne mécaniquement l'érection. Cela mérite d'en parler avec votre médecin, même si cela nécessite un peu de courage. Le jeu en vaut la chandelle ! C'est une façon de détecter au choix une dépression masquée, qui peut prendre cette forme, ou une atteinte artérielle cachée. C'est un symptôme d'alerte d'un terrain cardiovasculaire à risque, qui n'est pas évident et auquel on ne pense pas spontanément.

Les outils antistress

Voici des techniques toutes simples aptes à améliorer votre vie au quotidien.

Le *reset* antistress : la cohérence cardiaque

Le moyen le plus simple pour combattre le stress et retrouver l'équilibre, un « truc » qui marche dans la vie de tous les jours, est la cohérence cardiaque.

Cette « respiration active et consciente » est une méthode physiologique qui consiste à contraindre son organisme à se resynchroniser. Elle ne date pas d'hier : à la fin du XVIIe siècle, le médecin Antonio Maria Valsalva remarque que le cœur se synchronise avec la respiration. Plus récemment, l'institut

HeartMath (www.heartmath.org), en Californie, va populariser la pratique individuelle de la cohérence cardiaque. Parmi les différentes adaptations proposées, celle de David O'Hare, la méthode 365, est probablement la plus récente et la plus connue.

En contrôlant son inspiration et son expiration, on agit sur les deux composantes qui régissent notre vie intérieure. Le parasympathique ou nerf vague a tendance à ralentir la vie d'un organe alors que la chaîne sympathique qui produit l'adrénaline et la noradrénaline, avec les surrénales, va l'accélérer. Ainsi, il n'y a pas de fréquence cardiaque normale. Elle peut se situer entre 50 et 90 battements par minute, une variable qui repose sur cette balance permanente entre freinage et accélération.

Dans les situations de stress notable mais ponctuel, nous sommes inondés par les hormones de stress qui vont accélérer transitoirement notre cœur. À l'inverse, quand on vous fait une prise de sang, à l'occasion d'une station debout prolongée ou s'il fait chaud, un réflexe vagal peut se déclencher. Il va freiner le cœur et faire chuter la tension artérielle. Vous pouvez même aller jusqu'à perdre connaissance – c'est le spectaculaire malaise vagal. Dans ce cas, dès les premiers vertiges, on ne lutte pas, on s'allonge jambes surélevées. Cela se termine toujours bien.

Quand on a une bouffée de stress, une situation de stress aigu, pratiquer la cohérence cardiaque va resynchroniser le positif et le négatif.

Le principe ? Quand on inspire, on stimule le nerf vague. Quand on expire, on le libère et le sympathique reprend le dessus. Le cœur s'emballe en cas de stress ; en s'astreignant à une respiration régulière, on rend sa place au système vagal et le cœur ralentit. Il faut apprendre à respirer par le ventre et à se mettre en ouverture, en ouvrant sous les clavicules, en ouvrant le thorax et en pointant les seins en avant.

Pour vous aider, vous pouvez télécharger l'application *RespiRelax* qui vous donnera des repères pratiques. Trouver le bon rythme, la durée optimale d'inspiration et d'expiration, en suivant une bulle qui monte et qui descend. La première fois, l'exercice n'est pas évident. On a tous tendance à inspirer et à expirer assez vite. En fait, nous ne prenons pas… le temps de respirer.

Il est recommandé de pratiquer la cohérence cardiaque cinq minutes trois fois par jour pour se sentir libre comme l'air. Et de réaliser cet exercice dans une position propice à la concentration, c'est-à-dire assis sur une chaise avec les pieds à plat, le dos droit et les mains sur les cuisses. En règle générale, les trois séances journalières sont à effectuer au réveil, avant de déjeuner, et le soir avant d'aller se coucher. Mais il ne faut pas hésiter à s'offrir un petit extra dès que l'on se sent stressé ou anxieux. Cette pratique va vous permettre de prendre (ou de reprendre) le contrôle.

La cohérence cardiaque peut se pratiquer n'importe où, dans les transports en commun, avant d'arriver à un examen ou dans la salle d'attente d'un médecin. À n'importe quel moment, quand les choses commencent à déraper. Faire une petite séance entre deux stations de métro, c'est à votre portée, personne ne s'en rendra compte autour de vous et vous arriverez à votre rendez-vous apaisé. Autre avantage, cela permet de vous isoler pendant cinq à dix minutes. De vous recentrer sur vous-même, vous allez vous couper de tous les stimuli négatifs qui vous entourent et récupérer votre estime de soi en vous replaçant au centre de l'événement. Ce n'est plus l'extérieur qui va vous piloter, c'est vous qui allez reprendre la main sur ce qui se passe autour de vous.

Ça marche (presque) à tous les coups ! C'est un *reset* personnel, une véritable réinitialisation qui mérite vraiment d'être testée et… adoptée.

Les techniques de contrôle de soi

Yoga, méditation, sophrologie*, toutes ces démarches ont largement fait leurs preuves en santé, n'en déplaise à ceux – de moins en moins nombreux heureusement – qu'elles font encore sourire.

Ce sont des voies qu'il faut s'autoriser à explorer, parfois en se forçant un peu. Bien souvent, quand on est en mode « surchauffe », on a justement tendance à les rejeter. Or, ce ne sont pas des techniques « alternatives », au sens péjoratif du terme.

* Voir le « Dixième rendez-vous… » sur les médecines complémentaires.

Bien évidemment, si vous avez la capacité, par vous-même, en repeignant votre salon ou en pratiquant la céramique japonaise, en vous adonnant au bricolage, au jardinage, à la musique… d'atteindre le même degré de concentration et de lâcher-prise, alors ce n'est pas pour vous. Si vous n'avez pas cette capacité d'autorégulation, ces techniques vont vous permettre de contrôler les poussées de stress.

Si la cohérence cardiaque est un excellent « traitement » des symptômes du stress, revenir durablement à un niveau de stress moyen quand on est atteint de stress chronique nécessite souvent une prise en charge plus importante. Ce niveau de stress chronique met par définition du temps à s'installer, ce n'est donc pas en trois jours que vous allez déprogrammer le système. Quand vous aurez trouvé la méthode qui vous convient, celle qui vous correspond le mieux – n'hésitez pas à en tester plusieurs pour trouver la plus adaptée à votre personnalité –, vous allez pouvoir progressivement faire une « kinésithérapie » au sens propre, une « rééducation » pour apprendre à réguler votre niveau de stress.

Cela passe par trois étapes :

- prendre conscience ;
- trouver « la » bonne technique pour vous ;
- l'adopter et l'utiliser à bon escient.

C'est le meilleur moyen d'éviter le recours systématique aux anxiolytiques et autres antidépresseurs. Même s'ils sont indispensables dans certains cas – je suis absolument clair sur l'utilité des médicaments –, ils doivent être réservés aux situations plus lourdes ou pour vous aider à passer un cap.

À ne pas oublier, si après avoir refait surface et avoir stabilisé la situation, vous n'avez pas réglé le problème de fond, vous risquez de rechuter. Deux techniques parmi d'autres peuvent aider à régler ces problèmes, l'EMDR (*eye movement desensitization and reprocessing*) et les TTC (thérapies cognitives et comportementales).

L'EMDR est une méthode de désensibilisation et reprogrammation par des mouvements oculaires.

Entre hypnose et thérapie cognitive et comportementale, l'EMDR est une thérapie mise au point par la psychologue américaine Francine Shapiro en 1987 et qui consiste à « bouger les yeux pour guérir l'esprit ». David Servan-Schreiber l'a introduite en France et a créé l'association EMDR France. Il l'expliquait en ces termes : « Si un événement douloureux a été mal "digéré" parce que trop violent, les images, les sons et les sensations liés à l'événement sont stockés dans le cerveau, prêts à se réactiver au moindre rappel du traumatisme. Le mouvement oculaire [...] débloque l'information traumatique et réactive le système naturel de guérison du cerveau pour qu'il complète le travail*. » L'EMDR, recommandée par l'OMS, l'HAS et l'Inserm, a montré d'abord son efficacité dans les états de stress post-traumatique subis par

* Site de l'Institut français d'EMDR : www.ifemdr.fr

les victimes de conflits, d'attentats, de violences sexuelles ou de catastrophes naturelles. Mais la méthode s'applique également aux plus petits traumatismes, comme les expériences pénibles laissant un souvenir trop empreint de souffrance. Elle est aussi utilisée aujourd'hui dans d'autres types d'affections, comme la toxicomanie, l'anorexie ou la dépression. Un traumatisme pouvant en cacher un autre, il est indispensable de pratiquer l'EMDR avec un psychiatre ou un psychologue dûment formé.

Informations et annuaire sur : www.emdr-france.org

Les TCC (thérapies cognitives et comportementales) sont ce qu'on appelle des thérapies brèves. Elles sont fondées sur l'apprentissage, dans un lien étroit avec un thérapeute, de nouveaux comportements. On travaille sur des pensées et des croyances négatives et erronées sur soi-même que la personne rumine et qui la font souffrir. Pour les corriger, dans une sorte de contrat avec le thérapeute, des objectifs concrets des comportements sont à réaliser. Dépendance (boulimie, tabac, alcool), phobies, trac, troubles obsessionnels compulsifs sont les indications les plus fréquentes. Là aussi, un psychiatre ou un psychologue sont des guides indispensables.

Points forts à retenir

Le stress est un moteur indispensable de notre vie. Il permet à l'organisme de gérer au mieux l'imprévu.

Si le stress devient un mode de vie, donc permanent, alors vont se manifester des symptômes fréquents et inconfortables, il faut être à leur écoute.

Le stress chronique est mauvais pour la santé. Il peut favoriser des maladies cardiovasculaires, le cancer, la dépression et le burn-out.

De nombreux « outils » antistress, facilement utilisables dans notre quotidien, permettent d'avoir une vie plus agréable. Cohérence cardiaque, méditation, yoga et sophrologie sont parmi les techniques les plus faciles à appréhender.

NEUVIÈME RENDEZ-VOUS : VOTRE SOMMEIL

Bien gérer son corps, c'est aussi savoir le reposer. Dormir est un plaisir, essentiel pour votre santé. Ne vous en privez pas.

Ne vous laissez pas troubler par les troubles du sommeil

L'insomnie chronique, la répétition d'un mauvais sommeil vont au contraire générer des symptômes désagréables et favoriser l'apparition de maladies.

LES CYCLES DU SOMMEIL

Stade N1 : transition entre éveil et sommeil, somnolence.
Stade N2 : sommeil confirmé.
Stade N3 : sommeil profond à ondes lentes.
Stade R : sommeil paradoxal, proche de l'éveil avec activité cérébrale intense, mouvements oculaires saccadés, corps inerte. Seul signe de vie : un phénomène d'érection qui touche tous les sexes et tous les âges !
Cela prend une vingtaine de minutes de passer du stade 1 au stade 2. Le sommeil paradoxal apparaît au bout de 90 minutes.
Un cycle complet de sommeil dure entre 90 minutes et 100 minutes et une nuit comporte entre 4 et 6 cycles selon votre durée de sommeil.

À chacun son sommeil !

Une fois encore, nous ne sommes pas tous égaux face au sommeil… et c'est en grande partie génétiquement programmé :
- 15 % – Petit dormeur : moins de 7 heures de sommeil (cela peut être 5 heures) pour être en pleine forme le lendemain matin ;
- 65 % – Moyen dormeur : entre 7 heures et 8 heures de sommeil ;
- 20 % – Grand dormeur : plus de 8 heures de sommeil.

C'est un polymorphisme génétique (une multitude de gènes) qui contribue à vous placer dans telle ou telle catégorie.

Quel (chrono)type du sommeil êtes-vous ?

Les couche-tôt/lève-tôt vont se coucher vers 21 heures et se lever vers 5 heures du matin.

Les couche-tard/lève-tard dormiront de 1 heure du matin à 7-8 heures.

Les deux cas de figure englobent la fameuse zone de récupération, cette plage comprise entre 1 heure et 4 heures du matin.

Connais-toi toi-même, même quand tu dors ! Il vaut mieux identifier son profil. Il ne sert à rien de contrarier sa nature. D'où l'intérêt de l'agenda du sommeil qui vous permettra de mieux cerner votre identité de dormeur.

La base : un agenda du sommeil sur quinze jours où vous noterez tout

Votre heure de coucher, de lever, mais aussi une éventuelle sieste, combien de fois vous êtes-vous réveillé dans la nuit et la durée estimée. Notez également la prise de médicaments, le cas échéant. Ajoutez la perception que vous avez de la qualité de votre sommeil et de votre journée du lendemain.

La perception du sommeil est souvent erronée, en particulier chez les personnes âgées qui vont vous dire : « Je n'ai pas fermé l'œil de la nuit ! » Or, quand on procède à des enregistrements du sommeil, on s'aperçoit qu'elles ont bien dormi leurs six heures, mais de façon fractionnée.

Le calcul est vite fait : nous passons entre un quart et un tiers de notre vie au lit. Ce qui fait qu'à 60 ans, on y aura « vécu » de quinze à vingt ans !

Quand on lit « 20 millions de Français dorment mal », encore faut-il savoir de quoi on parle. Il y a une nuance entre « J'ai mal dormi ! » et une insomnie chronique !

Si, certaines nuits, le sommeil est perturbé, ce ne sont pas les raisons qui manquent. Ces « insomnies occasionnelles » ont d'ailleurs des causes très identifiables. En tête des trouble-fêtes, les soucis bien sûr. Mais un dîner trop gras ou trop alcoolisé aura le même effet, nous reviendrons sur toutes ces causes anodines que l'on peut corriger facilement.

On a le « droit » de mal dormir trois nuits de suite, le problème, c'est quand cela perdure. On considère qu'il y a un trouble du sommeil lorsque les symptômes interfèrent sur le bon déroulement de la journée avec une fatigabilité gênante. Trois semaines de nuits perturbées, c'est le seuil à partir duquel les spécialistes admettent qu'il est temps de prendre conscience d'une dérive vers l'insomnie, qui empêche de bénéficier des effets réparateurs d'un bon sommeil.

Le site du Réseau Morphée est très bien fait, rempli de références, avec des questionnaires d'évaluation spécifiques du sommeil. Un bilan (gratuit) va vous aider à faire le point sur votre type de sommeil et sera un premier filtre pour prendre conscience et savoir s'il y a problème ou non. Il peut contribuer à révéler certaines zones d'ombre à travailler pour améliorer la qualité de vos nuits.

www.reseau-morphee.fr

Mais au fait : à quoi ça sert de dormir ?

Du temps perdu ? Non, bien au contraire. Au boulot, le cerveau ! Le sommeil est crucial pour notre cerveau : c'est le moment où il va se ressourcer. Pendant que nous dormons, il va avoir une activité frénétique, profitant de cette grande plage de temps pour se réorganiser, après l'activité intense de la journée...

Loin de se reposer sur ses lauriers, le cerveau va passer la nuit à classer les informations recueillies, vues, lues ou vécues pendant le jour. Il va faire un tri dans les différents fichiers. Le rôle de l'ordinateur cérébral va être de mémoriser les uns, d'en oublier d'autres et, ainsi, de fixer l'apprentissage. D'où la constatation que, généralement, on se souvient mieux le lendemain des choses vécues la veille – l'efficacité du processus est démontrée. Tout ce travail de mémorisation et de classement se déroule pendant la phase de sommeil paradoxal. Demain sera un autre jour... La nuit porte conseil... Deux expressions populaires qui renvoient à ce travail nocturne !

Le soir, avant de vous endormir, posez-vous le problème qui vous préoccupe, ou encore plus efficace : couchez-le sur papier ! Écrire en toutes lettres, sur un petit carnet ou un grand cahier, tout ce qui vous perturbe, formaliser ce qui vous cause du souci, va vous permettre de clarifier vos idées en mettant en pratique ce que l'on appelle la pensée résolutive. La nuit, votre cerveau va disséquer et traiter l'information dans le calme : les connexions se font de façon différente, sans être polluées par les éléments triviaux qui nous encombrent la tête dans la journée. Le lendemain, ou le surlendemain au matin, tout sera plus clair et la solution va émerger !

Troubles du sommeil et santé

Les effets immédiats sont bien connus : globalement, un lendemain d'insomnie peut être une mauvaise journée, où l'on sera moins performant, avec une attention moins soutenue, une vigilance en baisse. Autant de symptômes qui peuvent insensiblement dégénérer en angoisse, en irritabilité inhabituelle.

L'insomnie chronique est une espèce de cercle vicieux avec effet « boule de neige » qui, sur le plan du ressenti, de l'humeur et de la relation à l'autre, va peser sur vos journées. Indépendamment de cette forme de souffrance qui touche aussi l'entourage, elle peut faire le lit des maladies. Encore une de ces gouttes d'eau qui fait déborder le vase et peut entraîner le développement de maladies sans en être la cause, interférer avec un diabète de type 2, une obésité, des troubles cardiaques – voire un cancer.

Comment l'insomnie chronique...

... pèse sur le comportement alimentaire

Surpoids, obésité et diabète... un sommeil mal géré a des répercussions sur notre comportement alimentaire *via*, schématiquement, deux hormones : celle de la satiété (« Tu as assez mangé, stop ! ») et celle de la faim (« Encore, encore ! »).

La leptine, hormone de la satiété, est sécrétée pendant le sommeil. Donc, si vous passez une nuit blanche, vous n'allez pas en fabriquer beaucoup. Le manque de sommeil vous mettra alors à la merci de fringales et d'expéditions frigo intempestives. Si vous dormez bien la nuit, votre hormone de la satiété sera sécrétée en quantité suffisante. Il y aura un bon équilibre avec l'hormone de la faim, la ghréline, produite dans la journée. Votre balance alimentaire sera en équilibre.

C'est l'une des explications du déséquilibre de la balance satiété/faim qui, lors d'insomnie chronique, peut déboucher sur un surpoids, une obésité. S'ensuit à plus long terme la spirale du diabète, du cholestérol, de l'encrassement des artères...

... diminue les défenses immunitaires

Les défenses immunitaires, elles aussi, se refont une santé la nuit et, en cas de problème chronique de sommeil, seront diminuées. C'est la raison pour laquelle la fatigue prédispose à attraper plus facilement des infections.

… favorise le développement du cancer

La dette de sommeil générée par une insomnie chronique fragilise le cerveau et le corps. Et, à force de tirer sur la corde, la dette est si importante que le « banquier » de l'immunité va finir par couper les crédits « protecteurs ». Et c'est ce moment que les maladies vont choisir pour émerger.

L'emballement inflammatoire se développe en cas de manque de sommeil. L'exemple le plus frappant est celui du cancer du sein, un peu plus fréquent chez les infirmières qui travaillent de nuit. L'inversion du rythme du sommeil et la modification du cortisol les exposent à un niveau inflammatoire plus élevé.

Évidemment, ce n'est pas parce que l'on est insomniaque que l'on va développer un cancer : c'est une cascade de dérèglements sur un terrain prédisposé. Mais si, dans votre famille, il y a des cas de cancer du sein, un bon sommeil sera l'un des alliés, peut-être pas pour éviter, en tout cas pour retarder la maladie.

… influe sur l'humeur

Une insomnie chronique peut créer des troubles de l'humeur, des troubles de la relation avec les autres. On peut avoir un seuil d'irritabilité plus bas et entrer progressivement dans un cercle non vertueux qui commencera par un peu d'angoisse, puis beaucoup d'anxiété… avant de glisser, parfois sans y prendre garde, vers une véritable dépression.

Stress et sommeil sont intimement liés. À l'inverse, si vous subissez un niveau important de stress, peut-être vous endormirez-vous facilement, épuisement oblige. Et vous allez vous réveiller, avec un niveau de tension inchangé, vers 3 heures du matin et ruminer vos problèmes des heures durant…

Ou, au contraire, vous aurez toutes les peines du monde à trouver le sommeil parce que les soucis auront pris le pas sur les phénomènes d'endormissement.

Encore une fois, une insomnie chronique prolongée n'en sera pas l'unique cause. Simplement, si l'on a un profil, si l'on a un terrain favorable, si l'on a un certain nombre de fragilités, l'anxiété et la dépression pourront être une complication de l'insomnie chronique. Ou l'inverse : une dépression s'accompagne volontiers d'insomnie, la poule et l'œuf.

… modifie les gènes et vous prive de soins de beauté gratuits !

Des études ont démontré que l'insomnie chronique pouvait modifier les gènes par le biais de l'épigénétique, cela a déjà été évoqué.

De même, la peau bénéficie, la nuit, d'une cure de relaxation sous-cutanée. Mais cette régénération ne peut s'accomplir que si vous dormez bien, au bon moment – entre 1 heure et 4 heures du matin. Si vous vous privez de ces heures précieuses, la régénération s'opérera trois fois moins vite que lors d'une nuit « réparatrice » au sens littéral ! Ce serait dommage de se priver du soin antirides le moins cher du marché de la cosmétique...

Et puis, plus insidieuses sont les possibles apnées du sommeil... ces microréveils qui vont fragmenter votre sommeil le rendant peu efficace, une des grandes causes des somnolences dans la journée. À plus long terme, ce syndrome d'apnée du sommeil peut déclencher une hypertension artérielle et augmenter le risque de maladies cardiovasculaires. On n'y pense pas assez, on ne le recherche pas assez, alors que des traitements existent.

Attention, tout cela peut faire peur mais ne dramatisons pas. Nous avons tous des périodes avec un sommeil perturbé. Si cela persiste, n'hésitez pas à l'évoquer avec votre médecin traitant.

Des critères cliniques, voire une quantification des troubles avec des examens spécialisés, permettent de qualifier et quantifier ces perturbations et de proposer des solutions.

Votre autoquestionnaire sommeil

Sans surprise, le test ! Quelques questions*, car, si vous avez votre perception de votre sommeil, il est intéressant d'aller un peu plus loin et objectivement...

* Extrait du questionnaire « ET LA SANTÉ ! ».

Avez-vous des problèmes de sommeil ? Parmi les propositions suivantes, avez-vous :

Cochez la ou les cases appropriées.

❑ Des difficultés à vous endormir

❑ Des réveils nocturnes fréquents (au moins 2 fois par nuit) ou prolongés

❑ Un réveil trop précoce

❑ Un sommeil de mauvaise qualité

❑ Une sensation de manque de sommeil

❑ Aucun

Avez-vous ces problèmes de sommeil ?

❑ Au moins 3 nuits par semaine

❑ Moins de 3 nuits par semaine

❑ De manière occasionnelle

Depuis quand avez-vous ces problèmes de sommeil ?

❑ Depuis moins d'un mois ❑ Depuis un mois ou plus

Quel impact la qualité de votre sommeil a-t-elle, à ce jour, sur les éléments suivants ?

Activités quotidiennes

❑ Impact positif

❑ Aucun impact

❑ Impact négatif léger

❑ Impact négatif modéré

❑ Impact négatif fort

Travail

- ❑ Impact positif
- ❑ Aucun impact
- ❑ Impact négatif léger
- ❑ Impact négatif modéré
- ❑ Impact négatif fort

Relations avec les autres

- ❑ Impact positif
- ❑ Aucun impact
- ❑ Impact négatif léger
- ❑ Impact négatif modéré
- ❑ Impact négatif fort

Mémoire

- ❑ Impact positif
- ❑ Aucun impact
- ❑ Impact négatif léger
- ❑ Impact négatif modéré
- ❑ Impact négatif fort

Concentration

- ❑ Impact positif
- ❑ Aucun impact
- ❑ Impact négatif léger
- ❑ Impact négatif modéré
- ❑ Impact négatif fort

Humeur (idées noires/tristesse) ?

- ❑ Impact positif
- ❑ Aucun impact
- ❑ Impact négatif léger
- ❑ Impact négatif modéré
- ❑ Impact négatif fort

Prenez-vous habituellement des médicaments pour dormir ?

- ❑ Jamais
- ❑ Une fois par mois au moins
- ❑ Une fois par semaine
- ❑ Plusieurs fois par semaine
- ❑ Toutes les nuits

Combien d'heures par nuit dormez-vous en moyenne ?

- ❑ Moins de 5 heures par nuit
- ❑ Plus de 5 heures mais moins de 6 h 30
- ❑ Plus de 6 h 30 mais moins de 8 heures
- ❑ Plus de 8 heures mais moins de 9 heures
- ❑ Plus de 9 heures

Vous sentez-vous frais et dispo une demi-heure après le réveil ?

- ❑ Complètement
- ❑ Un peu fatigué mais généralement frais
- ❑ Peu frais mais actif
- ❑ Très vite fatigué

Conseils pratiques

Qui dort dîne ? Non ! Qui dîne dort…

À condition de bien nourrir son cerveau ! Entre 1 heure et 4 heures du matin, c'est le moment où notre sommeil est le plus réparateur, où le cerveau dans le plus grand silence se met en mode suractivé. Comment l'aider ? En privilégiant le soir la consommation de glucides lents, amidon, légumineuses, riz ou céréales complètes, qui lui donneront de l'énergie en diffusant la nuit – tout en vous assurant un sommeil serein. En revanche, le matin, les protéines seront votre meilleure alliée contre la somnolence.

Deuxième conseil, ajouter une petite pointe de tryptophane, un acide aminé important puisqu'il est à l'origine de la sérotonine (neurotransmetteur). Peu présent dans les aliments – on en trouve tout de même dans des sources aussi disparates que les œufs ou l'ananas, la dinde ou la banane, les dattes ou le lait –, il favorise aussi, avec le magnésium et la vitamine B6 (tous deux présents dans la banane), la production de la mélatonine : hormone en lice pour des nuits réparatrices. Solution garantie sans accoutumance…

Plus nostalgique mais moins probant, le lait sucré de nos grands-mères, réputé pour son effet calmant. Pas excellent pour les dents – faire suivre d'un sérieux brossage –, il est physiologiquement plutôt adapté aux moins de 2 ans !

LA PHYTOTHÉRAPIE PEUT ÉGALEMENT AIDER…

Camomille : relaxante et déclencheuse de sommeil.
Tilleul : favorise l'endormissement.
Eschscholzia (pavot de Californie) : aide à l'endormissement et réduit l'anxiété.
Verveine : réduit le stress et l'anxiété.
Fleur d'oranger : tranquillisante et antidépresseur.
Lavande : réduit le stress et l'énervement.
Mélisse : apaisante et relaxante.

Qu'est-ce qui peut désorganiser votre sommeil ?

Le jour témoigne des problèmes de la nuit, mais un certain nombre de facteurs entrent en ligne de compte pour faire obstacle à un repos bien mérité. Il ne faut pas les négliger.

L'insomnie occasionnelle, de quelques nuits, peut avoir des causes tout à fait identifiables. La plus fréquente, le stress, parce qu'on a un examen dans trois jours ou une présentation de projet à faire, cette stimulation excessive génère une activité cérébrale intense.

Se coucher l'esprit encombré...

Attendre le moment du coucher pour passer en revue tous les événements de la journée en se reprochant d'avoir oublié ceci ou d'avoir fait cela... est fortement déconseillé. Tout dépend bien sûr de la capacité de chacun à canaliser ses angoisses. Difficultés à l'endormissement et réveils intempestifs découlent souvent de ces tensions énormes. C'est là où la sophrologie et la cohérence cardiaque vont pouvoir vous aider. Ce sont des mécaniques qui vont décaler le pôle d'intérêt, le détacher des pensées négatives, préoccupantes – voire obsédantes. Un peu le même principe que de compter les moutons !

Autre possibilité, l'activité physique : elle régule et apaise l'organisme en libérant un certain nombre de tensions, à condition d'être pratiquée au bon moment dans la journée, avant 18 heures pour certains. Enfin, les méthodes qui permettent le lâcher-prise au sens propre n'ont rien d'une vue de l'esprit. Elles vont déplacer la problématique en concentrant l'attention sur la respiration. Dans le même temps, elles vont réguler la vie végétative. Lâcher prise va aider à resynchroniser, recréer l'équilibre entre phénomènes excitants et phénomènes frénateurs, calmant suffisamment le jeu pour permettre le retour de l'endormissement.

On est bien conscient que ces propositions de solutions sont plus faciles à écrire qu'à faire quand rien ne va et que les soucis s'ajoutent aux problèmes… mais elles peuvent vraiment aider. Tout cela nécessite quelques efforts pour apprendre ces exercices et les mettre en pratique, comme on le fait pour le sport ou les habitudes alimentaires : ça s'apprend et, à force d'essayer, cela devient un automatisme.

Les variations trop importantes d'heures de coucher et de lever

Notre horloge biologique (nichée dans l'hypothalamus) est là pour indiquer à notre organisme qu'il est temps de passer en phase sommeil. Il ne faut donc pas laisser passer le « train du sommeil ». C'est le moment où l'on commence à ressentir la première attaque de la fatigue : l'attention baisse, les yeux picotent – le marchand de sable n'est pas un hasard –, les paupières s'alourdissent. Il ne faut surtout pas lutter ! Il vous reste dix minutes à un quart d'heure pour vous précipiter dans les bras de Morphée… Sinon, il va vous falloir attendre le prochain passage, donc le cycle suivant.

C'est pourquoi, quel que soit votre chronotype, il est important d'avoir un rythme de vie le plus constant possible, avec des heures de coucher et de lever régulières pour parvenir à une bonne synchronisation de votre horloge biologique.

En cas de réveil nocturne, si l'on n'arrive pas à se rendormir dans les vingt minutes, il ne sert à rien de rester les yeux grands ouverts dans le noir. Au contraire, il ne faut pas avoir peur de se lever, de prendre un livre, à condition tout de même de privilégier une lumière douce – les liseuses classiques sont étudiées pour – et de se livrer à quelques manœuvres de cohérence cardiaque ou de sophrologie. Tout cela va progressivement vous ramener à un état où vos yeux vont à nouveau se fermer naturellement. Et là, retour au lit sans délai !

C'est ce qui explique que le décalage horaire soit un élément perturbateur.

Les nuisances extérieures qui polluent votre sommeil

Trop de bruit !

Un environnement où vous subissez un niveau sonore élevé va vous gêner, en vous empêchant de vous endormir ou en vous réveillant. Un exemple fréquent est de partager le lit de quelqu'un qui ronfle ou, pire, qui fait des apnées du sommeil.

Trop de lumière !

On sait que l'endormissement et le sommeil sont liés à une information extérieure récurrente mais capitale : il fait nuit !

L'obscurité déclenche l'augmentation de la production de mélatonine, l'hormone du sommeil. Cette mélatonine a un cycle précis : elle commence à monter vers 22 heures, se met doucement en action et va donner son maximum entre 1 heure et 4 heures du matin. Pile le moment où le sommeil est le plus « efficace » pour un cerveau en pleine régénérescence.

Trop de chaleur !

Rien ne doit contrarier ce phénomène physiologique : à l'heure où l'on est censé aller dormir, la température du corps baisse – et tout ce qui va avoir tendance à faire monter la température va jouer les perturbateurs.

Pour réunir toutes les conditions favorables et aider à l'endormissement, la chambre doit afficher entre 18 et 20 degrés. La température corporelle diminue à partir de 18 heures-19 heures si, encore une fois, on ne l'a pas stimulée par une activité physique intense et un repas trop riche ou alcoolisé. Elle tombe à 36,5 degrés entre 1 et 4 heures du matin, l'heure de la régénérescence des métabolismes.

Il est conseillé de ne pas s'emmitoufler dans un vêtement trop chaud qui va empêcher le corps de se rafraîchir – le pilou est à éviter ! –, il faut veiller néanmoins à ne pas avoir froid ni aux mains ni aux pieds. Les femmes en particulier sont sujettes aux problèmes de microcirculation qui refroidit les extrémités. L'organisme, ayant repéré grâce à ses capteurs ce « froid » localisé, va enclencher le thermostat général pour augmenter la température interne globale dans l'unique but de réchauffer les extrémités. Même si ce n'est pas le plus sexy des conseils, ce n'est pas illogique de porter des chaussettes ou de mettre une bouillotte au pied du lit.

L'activité physique peut provoquer chez certains des difficultés d'endormissement parce qu'elle va augmenter la température du corps. Notre organisme est la machine qui a le plus mauvais rendement énergétique qui soit : lorsque l'on pratique une activité physique, 30 à 35 % de l'énergie dépensée servent réellement à l'action en cours, quand 65 à 70 % partent en dégagement de chaleur. Pour faire baisser la température, une douche fraîche peut aider.

De la même manière, un dîner copieux et bien arrosé, dont la digestion fera grimper la température corporelle, viendra contrarier un bon endormissement. Un conseil, attendre au moins une heure et demie pour laisser passer le plus gros de la digestion.

DEUX RÈGLES ABSOLUES

- Pas de sieste après 16 heures, car la température corporelle qui favorisera l'endormissement nocturne commence à baisser à partir de 17 heures.
- Pas d'activité physique intense deux heures avant le coucher pour certains, car elle augmente la température corporelle. Une douche froide peut aider.

Les (mauvaises) grâces de la grasse matinée

Une jolie idée conceptuellement... et une très mauvaise physiologiquement ! Même si l'on s'en octroie tous, de temps à autre, il faut bien se dire que c'est uniquement pour le plaisir, car elle ne répare rien. Sur le plan physiologique, la grasse matinée ne rattrape pas la dette de sommeil. C'est même tout le contraire, elle va avoir pour effet de désynchroniser les horaires habituels de lever et de coucher. Une heure de sommeil en plus, ce n'est pas gênant mais, au-delà de deux heures supplémentaires de sommeil, le rythme du sommeil de la nuit à venir va s'en trouver perturbé.

Le fait de passer beaucoup de temps au lit pour y faire autre chose que dormir – et je parle d'y manger ou d'y travailler par exemple – perturbe aussi le cycle veille/sommeil.

Une cause d'insomnie qui rend à cran : les écrans… aussi envahissants que perturbants

Smartphones, ordinateurs et autres tablettes ont envahi les tables de nuit pour ne pas dire le lit. Le bon réflexe : vous déconnecter de ces écrans une heure avant le coucher, au risque de laisser la lumière bleue produite par ces écrans vous condamner aux nuits blanches.

Ennemie n° 1, la luminosité. Si des témoins verts, rouges, bleus scintillent ou si des écrans restent allumés dans la chambre, cela crée des points lumineux qui vont perturber votre sommeil.

Si vous êtes forcé de travailler sur ordinateur à des heures tardives, que vous ne pouvez vous passer du *replay* de votre série préférée ou de la retransmission du match que vous avez raté, la lumière bleue va agir comme un leurre. À partir de 22 heures, la mélatonine, l'hormone du sommeil, travaille à la production d'une dose massive prête à vous envoyer au pays des rêves. Devant cet afflux de luminosité que vous prenez en pleine face et en pleine nuit, elle va croire qu'il est l'heure de se réveiller. Et va relancer la machine en mode « Tout le monde debout ! ». Il vous faudra repartir dans un nouveau cycle de quatre-vingt-dix minutes !

Autres coupables, les écrans qui s'allument de façon intempestive à toute heure de la nuit, notifications de SMS et autres alertes fautrices de troubles du sommeil.

Bref, pour bien dormir, il est indispensable de se déconnecter au moins trente minutes, de préférence une heure, avant de se coucher, surtout pour les plus jeunes. Le portable n'a pas sa place la nuit dans la chambre des ados et *a fortiori* des enfants.

Même si vous n'avez pas de problèmes de vue, il est prudent d'offrir à vos yeux des lunettes équipées de verres filtrants antilumière bleue. En outre, pour les accros ou si vous n'avez pas d'autres choix que de veiller tard pour finir un dossier ou préparer un examen, n'oubliez pas de réduire au maximum la luminosité de l'écran. De nombreux logiciels ou navigateurs Internet sont équipés d'un mode nuit, à même de réduire les lumières vives de l'écran.

À l'inverse, l'exposition à une lumière rouge orangé peut aider à l'endormissement, cette teinte évoque à l'organisme le crépuscule et l'arrivée de la nuit. Un conseil utile pour les travailleurs de nuit, à la recherche de sommeil au petit matin. Il est possible sur la plupart des smartphones d'activer cette couleur « chaude ».

Si la lumière ne vous dérange pas – pour ma part je dors en plein jour sans aucun problème, héritage des gardes à l'hôpital – et que le lendemain vous n'avez pas de signes de fatigue, tout va bien ! Mais si votre sommeil est de mauvaise qualité, vous pouvez vous demander si ces histoires de lumière, faciles à régler par de petits aménagements, n'en sont pas la cause.

Il faut de la nuit pour dormir… et a contrario de la lumière pour se réveiller !

Le meilleur réveille-matin, c'est le soleil, l'été, ou la lumière blanche : il faut en mettre partout ! Elle va stopper net la production de mélatonine. Se doucher dans la pénombre en espérant se réveiller en douceur sera contre-productif et n'aura pas la même efficacité. Donc, pour bien vous réveiller, pleins feux pour être dans les meilleures dispositions !

On sait d'ailleurs combien la luminothérapie peut être intéressante pour lutter contre la dépression. Cela relève de la même logique, puisqu'elle entretient l'éveil en boostant la sérotonine, l'hormone de l'humeur.

Ronflement, apnée du sommeil, jambes sans repos

Le ronflement : ah luette, méchante luette !

Le fait de ronfler est provoqué par les vibrations de la luette. Cet appendice qui pend au milieu de la gorge participe à la bonne circulation de l'air et des aliments vers le bon conduit. Tout le monde ronfle peu ou prou. Et le prou est renforcé, de façon occasionnelle, quand on a forcé sur la boisson. L'alcool a pour effet de relâcher les muscles de toute la zone de la luette, et si elle est un peu longue, cela favorise le déclenchement de vibrations à chaque respiration.

La surcharge pondérale et *a fortiori* l'obésité vont encore amplifier le phénomène – les très gros ventres en position allongée faisant contre-pression par rapport à la respiration. Il va y avoir une lutte pour laisser sortir l'air et la bataille va être bruyante.

Le comble, c'est que cela empêche de dormir la voisine ou le voisin de lit – ou de chambre –, mais pas la personne qui ronfle !

Pour y remédier, plusieurs techniques sont possibles. Opérer, pour tailler dans la luette ou restructurer chirurgicalement le voile du palais, n'est proposé que rarement, dans des cas très précis. On a maintenant plus volontiers recours à une simple orthèse à porter la nuit, adaptée à la bouche du ronfleur, qui va modifier la position de la mâchoire et agrandir le passage pour que l'air circule mieux. Perdre du poids est aussi une bonne idée !

L'apnée du sommeil

Le problème du ronflement, qui n'est pas pathologique en soi, c'est qu'il peut déboucher, dans un certain nombre de cas, sur des apnées du sommeil.

50 % des hommes d'âge moyen sont des ronfleurs et 40 % des adultes de plus de 40 ans ronflent.
60-70 % des ronfleurs souffrent aussi d'apnée du sommeil.
2 % des enfants de 2 à 6 ans et 30 % des personnes âgées de plus de 65 ans ont un syndrome d'apnée du sommeil, les hommes en particulier.

Des études estiment entre 5 à 7 % le pourcentage de la population adulte touchée par le syndrome d'apnée du sommeil, ce qui représente, en France, entre 3 et 4 millions de personnes. Pour des raisons de mauvaise oxygénation, il se produit, en plein ronflement, des moments d'apnée où tout s'arrête : un vrai silence, assez impressionnant, où tout est en suspens, avant que la machine ne reparte avec un volume qui paraît décuplé. C'est spectaculaire et anxiogène pour la voisine ou le voisin de lit, mais ça redémarre toujours !

Ces microréveils inconscients peuvent se répéter 10, 20, 50, voire 100 fois dans la nuit et, à chaque fois, l'espace d'un instant, l'organisme croit qu'il faut se réveiller. Sauf que la personne concernée ne se rend compte de rien. Conséquence, l'activité cérébrale est relancée puis va à nouveau replonger dans son sommeil, après ce « faux » réveil. Cela a pour effet de relancer tous les organes, dont le cœur, avec ré-accélération et augmentation de la tension. Si ces apnées sont fréquentes, elles peuvent réellement gâcher la vie quotidienne. Des problèmes de récupération, une grande fatigue, une diminution de la vigilance et des assoupissements intempestifs, problématiques au volant comme sur le lieu de travail, sont les plus significatifs. Cela peut aller aussi jusqu'à des complications cardiovasculaires : hypertension artérielle, troubles du rythme cardiaque.

Aujourd'hui, lorsqu'un patient souffre d'hypertension et présente un profil à risque de ronflement ou d'apnée, le réflexe est de lui prescrire un examen du sommeil (polygraphie respiratoire nocturne (PRN) ou un examen polysomnographique). Il existe des appareils portés en ambulatoire qui vont enregistrer, sur une nuit, l'activité cérébrale, l'activité respiratoire et cardiaque. Cet examen donne une vision exacte de la qualité du sommeil et de ses différents épisodes.

Diagnostiquer les apnées du sommeil est important pour limiter les complications et surtout, car il y a des traitements. Elles se règlent essentiellement par un appareil de respiration en pression positive continue (PPC) : un masque, très discret mais encore un peu sonore, permet de réguler l'inspiration et l'expiration. Un dispositif pas vraiment sexy mais très efficace, et de mieux en mieux étudié pour se faire oublier en s'adaptant au mieux à la forme du visage. Un spécialiste vous accompagne dans sa mise en route et dans le suivi pour vérifier qu'il est bien adapté (pas de fuite) et fonctionne parfaitement.

Les résultats sont probants pour ceux dont les anomalies ont bien été authentifiées. Ces personnes voient leur vie transformée.

Si vous souffrez d'hypertension et que vous vous faites traiter contre les apnées avec la pression positive continue, vous allez résoudre votre problème de sommeil, mais, en plus, au bout de six mois, vous n'aurez peut-être plus besoin de traitement contre, ou, tout du moins, vous pourrez réduire le nombre de comprimés.

Si vous êtes en surpoids et que vous perdez 15 kilos, vous aurez possiblement toutes les chances de laisser derrière vous ces deux phénomènes handicapants que sont les apnées du sommeil et l'hypertension.

Dans tous les cas de difficultés prolongées avec le sommeil, une consultation spécialisée chez un somnologue (spécialiste du sommeil) dans un centre du sommeil, voire une hospitalisation dans une clinique du sommeil peuvent être utiles. Les délais de consultation restent trop élevés.

Les jambes sans repos

Les pieds et les jambes en perpétuelle agitation : c'est un trouble neurologique qui se manifeste par un besoin incoercible de bouger les jambes, notamment la nuit, alors qu'elles sont immobiles. Ces tremblements irrépressibles, parfois appelés « impatiences », provoquent, par le mouvement, une difficulté à s'endormir et des microréveils.

Il s'agit d'un phénomène de désynchronisation entre la relaxation et la contraction des jambes que l'on ne sait pas clairement expliquer. On évoque parfois une carence en fer. Sans cause objective, ni explication plausible, si l'on n'est ni hyper stressé ni hyper angoissé, il faut, si cela perdure, se pencher sérieusement sur la question. C'est typiquement le genre de cas où un rendez-vous avec soi-même permet de lister toutes les causes possibles et d'identifier le fauteur de troubles avant le rendez-vous avec un somnologue.

Malheureusement, il n'y a pas beaucoup de solutions en pharmacie. Seul un médicament donnerait des résultats, dans 30 à 40 % des cas environ.

Mauvaise nuit, mauvaise journée !

Ne pas dormir selon vos besoins, c'est créer très progressivement une dette de sommeil, dont il vous faudra payer le prix, sous différentes formes...

On connaît ces réveils difficiles, où la mise en route est chaotique. La lumière un peu violente est une des bonnes façons de vous relancer, avec bien sûr la douche et le café. Mais, plus inconfortables et parfois dangereux, sont ces accès de somnolence en pleine journée, au moment où l'intérêt faiblit. Lorsque vous conduisez par exemple, un bâillement – réflexe automatique généré par le cerveau pour vous stimuler –, une impression de froid, les yeux qui piquent, la vision un peu floue sont des signes d'alerte de somnolence. Et le pire, faire quelques kilomètres sans avoir le moindre souvenir du chemin parcouru. Si tel est le cas, STOP ! Mieux vaut faire une petite sieste et prendre un café.

Un autre signe de cette dette de sommeil qui s'accumule nuit après nuit : votre seuil d'irritabilité de plus en plus bas. Vous vous emportez pour des choses qui, de votre propre aveu, n'en valent pas la peine !

Une incidence sur le poids est aussi démontrée

L'heure à laquelle on mange aurait une influence sur la prise de poids. La chercheuse en nutrition Hana Kahleova résume la chose de façon simple, en reprenant l'adage : « Petit déjeuner comme un roi, déjeuner comme un prince et dîner comme un pauvre. »

Par ailleurs, une étude des chercheurs américains de l'École de médecine de Pennsylvanie a démontré que, plus les repas sont pris tard, plus la prise de poids est importante.

L'organisme, rythmé par son horloge biologique, n'assimile pas les aliments de la même manière selon l'heure à laquelle on les consomme. Les glucides, pourvoyeurs d'énergie, sont plus rapidement assimilés le soir. Tandis que les lipides (les graisses) sont plus lentement métabolisés. C'est ce qui expliquerait qu'un repas tardif est davantage susceptible d'augmenter non seulement le poids mais aussi le risque de maladies métaboliques, tel le diabète.

Le sommeil, malade des traitements ?

Il faut commencer par modifier certaines de vos habitudes pour favoriser la libération de mélatonine au bon moment. Essayez d'observer des horaires plus réguliers pour vous coucher et vous réveiller, profitez pleinement de la lumière du jour au réveil. Sans oublier bien entendu quelques exercices sportifs pas trop tard, qui favorisent eux aussi la sécrétion de mélatonine.

Si cela n'est pas concluant, au rayon « naturel », la mélatonine en complément alimentaire n'a généralement pas d'effets secondaires. Après la prise, vous aurez vingt minutes chrono pour aller vous coucher. En mettant tout en œuvre pour de bonnes conditions de sommeil – le noir, le silence et le fait de garder sa température corporelle plutôt basse –, vous aurez toutes les chances de vous endormir. Cette hormone « magique » fait un carton aux États-Unis où les drugstores en ont plein les rayons. Elle ne crée pas de dépendance médicamenteuse et, d'après les spécialistes, mérite d'être essayée avant de passer aux traitements chimiques.

Si vous souhaitez vous faire aider par des médicaments, l'avis de votre médecin est nécessaire pour leur choix et leur durée d'usage. Attention à ne pas induire un effet contraire, cet endormissement artificiel pouvant perturber encore davantage votre horloge biologique et votre cycle de sommeil.

Les médicaments risquent non seulement de vous endormir à contretemps mais aussi de vous faire entrer dans un cercle vicieux, une sorte de dépendance physique et/ou psychique. C'est pourquoi la prescription d'hypnotiques (endormisseurs) ou de benzodiazépines (anxiolytiques) est limitée à quatre semaines et non renouvelable pour limiter la dépendance.

Une sieste... pas trop longue !

Il ne faut pas avoir honte de la pratiquer. En France, on a tendance à penser que si vous faites la sieste, c'est que vous êtes un flemmard. Dans de nombreux pays, Chine et Japon en tête sans parler de l'Espagne, c'est une institution qui fait partie intégrante de la culture et du quotidien. Un certain nombre d'entreprises françaises, ayant compris le bienfait de courtes siestes, installent d'ailleurs des espaces dédiés.

Une sieste booste la concentration et la mémoire, donc, accroît la productivité. C'est également un moyen de préserver sa bonne humeur. Sans oublier ses nombreuses vertus thérapeutiques sur le cœur, la pression sanguine ou contre le stress.

Une sieste de dix à trente minutes permet, selon les études, une récupération de deux heures et demie d'excellente vigilance.

La meilleure des siestes se pratique sept heures après le lever. Par exemple, si l'on est debout à 7 heures, la sieste la plus profitable se situera autour de 14 heures.

Il existe trois types de siestes :

– de quelques secondes à huit minutes : la microsieste ultra efficace, à répéter éventuellement plusieurs fois par jour, quand une pause s'impose. C'est une technique bien connue des sportifs de haut niveau, qui leur permet de regagner un peu d'énergie. Elle peut aussi être utilisée pendant des périodes de travail intense. Un truc éprouvé : le coup du crayon à prendre en main quand on commence sa microsieste. Quand on le lâche, on se réveille... reposé ! ;

- quinze à vingt minutes (jamais plus d'une demi-heure) : la sieste classique qui permet une récupération de la tête et du corps, et un réveil normal sans être complètement groggy. Elle est aussi nommée pause parking, on reste en état de sommeil léger ;
- au-delà de trente minutes : la sieste royale. Elle est peu recommandée, car elle fait entrer dans le sommeil lent et, si l'on se réveille au bout de quarante-cinq minutes, on va être complètement « dans le potage ». Et dans ce cas, il faut aller jusqu'à quatre-vingt-dix minutes ;
- quatre-vingt-dix minutes : la sieste cycle de sommeil, dernière option encore plus consistante, puisqu'elle dure un cycle complet, à s'accorder uniquement si la nuit a été particulièrement mauvaise, avec un sommeil très perturbé. Elle permet de retrouver un cycle classique, comprenant les quatre phases de sommeil et de bien se reposer. Elle est réservée à ceux qui ont du sommeil à rattraper après une courte nuit ou qui anticipent au contraire un coucher beaucoup plus tardif la nuit suivante.

Autoprogrammation

Ne pas oublier de programmer votre réveil si vous n'avez pas encore l'entraînement naturel à une sieste chronométrée. Le piège : se laisser embarquer pour un voyage au long cours au pays des rêves, c'est prendre le risque de se lever dans les vapes au milieu de l'après-midi et la nuit suivante, de chercher en vain le sommeil. Pour éviter que cela ne déborde, il peut être utile de privilégier un canapé, un fauteuil confortable ou une pelouse à l'ombre aux beaux jours. Côté position, priorité au confort. Attention à maintenir votre tête bien calée en arrière ou au contraire penchée en avant pour éviter qu'elle ne tombe brutalement lorsque les muscles se relâchent.

Un moment à privilégier ? Classiquement, juste après le déjeuner. C'est un moment de satiété et de relaxation. Une fois que vous êtes repu, votre vigilance baisse. Enfin, ne pas chercher à tout prix l'endormissement, les yeux fermés, relaxé, ce n'est pas grave si vous entendez encore les bruits autour de vous. La sieste est aussi une question d'entraînement, et il est possible que le sommeil ne vienne qu'après plusieurs séances. Une nouvelle habitude à prendre, dont vous ne pourrez bientôt plus vous passer !

Points forts à retenir

« Dormir selon les besoins, mais pas plus ; éviter les siestes trop longues (supérieures à une demi-heure) ou trop tardives (après 16 heures).

Adopter un horaire régulier de lever et de coucher. Pour les personnes âgées, retarder le coucher.

Limiter le bruit, la lumière et une température excessive dans la chambre à coucher.

Éviter la caféine, l'alcool et la nicotine le soir.

Pratiquer un exercice physique dans la journée, mais pour certains pas trop près de l'heure du coucher.

Éviter les repas trop copieux et trop gras le soir. »

Recommandations HAS 2015.

DIXIÈME RENDEZ-VOUS : LE BIEN-ÊTRE PAR LES PREUVES

Pour continuer à explorer ensemble l'arsenal thérapeutique à disposition, je vous propose une petite visite de sept médecines complémentaires. C'est un groupe hétérogène de techniques avec des bénéfices cliniques dans des indications précises, enseignées ou non dans le cursus médical. Ces médecines complémentaires semblent réellement rendre des services, même si le mécanisme d'action n'est pas toujours clair.

Acupuncture, ostéopathie, hypnose et tai-chi ont été évalués en 2013 et validés par notre très prudente Académie de médecine.

La phytothérapie l'est aussi par l'Agence nationale de sécurité du médicament et des produits de santé (ANSM). Il y a des preuves d'efficacité mais aussi des risques d'interférence médicamenteuse comme avec le millepertuis.

Les techniques de méditation ont été validées par des études en neurosciences. La micronutrition, encore jeune, bénéficie des certitudes de la nutrition. Enfin, on se doit d'évoquer la famille et les amis. S'ils n'ont pas le statut de médecine complémentaire, ils ont confirmé, dans des études, le bénéfice intuitif pour la santé de leur présence active.

Un petit point sur l'acupuncture

Ce pilier de la médecine chinoise jouit d'une belle image. Des études de bonne tenue méthodologique, publiées dans des revues de qualité comme *The Lancet,* lui ont permis de franchir les portes des hôpitaux. La présence d'un acupuncteur dans certains services permet d'améliorer en temps réel la qualité de vie et le confort des patients, de diminuer parfois les doses de médicaments qui leur sont prescrits et la durée des séjours. Avec cinq mille ans d'ancienneté, cette médecine complémentaire à part entière, respectueuse du corps humain, potentialise la physiologie. Comme toute la médecine chinoise, elle repose sur le principe de prévention. On va consulter son médecin quand on est en bonne santé pour éviter de tomber malade. Son principe d'action est de réguler la circulation énergétique au moyen de points situés sur des méridiens, des circuits en relation avec les organes. On sait visualiser l'action de l'acupuncture au moyen de l'imagerie : lorsque l'on stimule un de ces points, une IRM montre clairement que certaines zones du cerveau réagissent.

L'acupuncture sait en particulier augmenter la synthèse des endorphines pour une action antidouleur et une influence sur la stimulation hormonale.

Elle fonctionne parfaitement en association avec la médecine allopathique – les deux approches ont tout à gagner à avancer ensemble et à s'enrichir mutuellement.

Le dernier congrès de cancérologie de l'ASCO, l'American Society of Clinical Oncology, a ainsi mis en évidence son efficacité en complément des chimiothérapies, elle limite certains effets secondaires tels que les vomissements.

Des séances d'acupuncture pratiquées dans certains centres de PMA (procréation médicalement assistée) augmentent le taux de réussite des FIV (Fécondation *in vitro*), par ses effets relaxants et une régulation hormonale au niveau ovarien. Et nous connaissons tous l'efficacité possible de cette démarche pour l'arrêt du tabac.

Il vaut mieux peut-être faire confiance à un acupuncteur qui est aussi médecin. L'Association française d'acupuncture, par exemple, propose des listes de praticiens. À noter : certaines mutuelles la prennent en charge.

Pour en savoir plus : Association française d'acupuncture : www.acupuncture-france.com

Craquer pour l'ostéopathie

Le fondateur de l'ostéopathie, le Dr Andrew Taylor Still, l'a définie à une époque et dans un pays où articuler explications scientifiques et causalité spirituelle n'était pas jugé extravagant. Quatre grands principes sont édictés :

- l'unité de l'être humain qui ne saurait être réduit à un « assemblage d'organes ». Ils interagissent en permanence les uns avec les autres, le dysfonctionnement de l'un a une incidence sur d'autres. Par ailleurs, un patient doit être considéré dans sa globalité en tant qu'individu ayant un passé, une histoire, un environnement, des stress qui lui sont propres ;
- l'interrelation structure-fonction : la structure est définie comme tous les éléments anatomiques du corps humain (organes, os, muscles, nerfs), la fonction étant le rôle qu'ils remplissent. Si la structure est altérée, la fonction l'est également. Par exemple, si un nerf est comprimé, il assure mal sa fonction de transmission ;
- les capacités d'autoguérison du corps ;
- toutes les circulations du corps – sanguine, lymphatique –, des liquides intra/extra/intercellulaires, mais également le système nerveux doivent être libres et fluides pour assurer leurs fonctions d'élimination et de nutrition indispensables au bon fonctionnement des organes.

L'ostéopathie, née à la fin du XVIIe siècle aux États-Unis, est une discipline devenue bien française. C'est une méthode thérapeutique manuelle, qui traite des troubles fonctionnels en s'intéressant à la globalité du corps humain et des systèmes qui régissent son fonctionnement.

Mécanique complexe, le corps humain est composé de différents systèmes (cardiovasculaire, nerveux, digestif, etc.) qui agissent et interagissent en permanence. Pour l'ostéopathe, mauvaises postures, chocs, traumatismes, faux mouvements, stress physique ou psychologique, mauvaise alimentation, maladies ou traitements peuvent altérer le fonctionnement d'un système, voire dérégler d'autres systèmes.

L'ostéopathe intervient alors manuellement afin de restaurer la mobilité et l'élasticité des tissus qui composent le corps, par des gestes spécifiques et adaptés, en vue de restaurer (ou de maintenir) l'organisme d'une personne dans son état général et naturel de bien-être.

Pour chaque patient, le médecin ostéopathe commence par établir un diagnostic – ce que les ostéopathes non-médecins ne sont pas habilités à faire. Il est parfois nécessaire, avant d'agir, d'avoir recours à des explorations telles que l'imagerie. Mais il arrive souvent qu'une IRM et autre scanner ne réussissent pas à mettre en évidence de lésion, on parle alors de problème fonctionnel, des douleurs dont on ne trouve pas la cause. Il revient alors à l'ostéopathe d'identifier le problème. Sont le plus souvent pris en charge douleurs vertébrales, articulaires, tendinites, douleurs et traumatismes musculaires, maux de tête, migraines et vertiges. Mais l'ostéopathie peut aussi contribuer à résoudre des troubles du système neurovégétatif, cardiovasculaire, digestif, génito-urinaire, neurologique... Un champ d'action large qui fait de la pratique de l'ostéopathie une option intéressante, que ce soit pour les douleurs aiguës ou chroniques. Des études de référence attestent de ces bénéfices.

Pour repérer un « bon » ostéopathe : il doit prendre le temps de vous écouter et de vous examiner avant de vous manipuler et il doit le faire avec douceur. Le diagnostic est la partie remboursable de la séance s'il est médecin. La partie « manipulation ostéopathique » fait, elle, l'objet d'une facture à présenter à votre mutuelle si celle-ci rembourse ce type d'approche.

Il existe une formation médicale à l'ostéopathie, réservée aux médecins, qui s'effectue en trois ans à l'université et propose des protocoles unifiés. À la différence des États-Unis où seuls les médecins peuvent être ostéopathes, en France, la profession est ouverte aux non-médecins, après une formation de cinq ans délivrée par 34 écoles agréées par le ministère de la Santé.

Plusieurs sites référencent les professionnels, dont celui du Syndicat national des médecins ostéopathes et le site de l'ostéopathie.

Pour en savoir plus : Syndicat français des ostéopathes : www.osteopathe-syndicat.fr

Syndicat d'ostéopathes : medecine-osteopathique.com

Registre des ostéopathes de France : www.osteopathie.org

L'hypnose défend sa cause

Cette thérapeutique repose sur un état modifié de conscience, une sorte de transe entre veille et sommeil. C'est en fait ce qui vous arrive lorsque vous êtes absorbé dans une lecture ou que vous êtes « dans la lune ».

Il s'agit de programmer une forme d'autoguérison en influençant des zones du cerveau généralement peu activées et d'aller chercher des données enfouies dans votre inconscient. C'est à cet inconscient que va « parler » le thérapeute pour l'encourager à évacuer ce que vous considérez comme négatif, au profit de valeurs positives. Comme pour vos prises de rendez-vous, la motivation est primordiale. Sans elle, toute la démarche restera lettre morte !

Ses bienfaits sont prouvés que ce soit dans la perte de poids avec modification des habitudes alimentaires, ou contre le stress, pour l'arrêt du tabac, le syndrome de l'intestin irritable où elle permet de diminuer les douleurs abdominales, mais aussi l'anxiété et la dépression qui en découlent. L'hypnose est également bénéfique pour les futures mamans en ce qu'elle diminue l'anxiété de la grossesse et en améliore les perceptions.

L'hypnose est utilisée dans certains hôpitaux pour accompagner des gestes douloureux comme la ponction lombaire chez l'enfant, le myélogramme (ponction de moelle osseuse, l'usine à cellules du sang pour les compter) ou certaines petites chirurgies avec un anesthésiste.

Pour bien choisir son hypnothérapeute, il est indispensable d'aller vers un professionnel ayant une excellente formation en psychothérapie ou en santé. Il devrait idéalement connaître les mécanismes de la problématique en cause, quelle qu'elle soit – physique, psychologique, relationnelle. La qualité de la relation est l'un des facteurs les plus importants à considérer dans le choix d'un praticien.

Pour en savoir plus : Fédération française d'hypnose et de thérapie brève : www.ffhtb.fr

Institut français d'hypnose :

www.hypnose.fr/annuaire-therapeutes

La révolution lente du tai-chi

Aux côtés de l'acupuncture, une autre branche de la médecine traditionnelle chinoise a trouvé grâce aux yeux de notre académie. On a tous en tête l'image de ces foules se déployant avec lenteur, au petit matin, dans de spectaculaires séances collectives... C'est le tai-chi, considéré comme un « art martial interne ». Cette gymnastique énergétique globale à base de protocoles gestuels très codifiés permet de déceler les blocages, de rééquilibrer le yin et le yang, le positif et le négatif, le féminin et le masculin. Une forme de méditation en mouvement.

L'intérêt est que le tai-chi peut se pratiquer quels que soient l'âge et les capacités physiques de la personne.

Parmi ses bienfaits répertoriés, chez les plus de 60 ans, un meilleur sens de l'équilibre, la réduction des risques de chute, une meilleure cadence de marche et un meilleur sommeil. Il soulagerait certaines douleurs articulaires, dans l'arthrose par exemple, et donnerait ainsi une plus grande amplitude aux membres inférieurs.

Comme toute activité physique, il contribue au contrôle de l'hypertension, réduit les risques de maladies cardiovasculaires et augmente la capacité respiratoire, surtout pour les sédentaires.

Sans oublier un indéniable bien-être psychologique et antistress, il améliore aussi le vécu des femmes ayant un cancer du sein.

Il n'existe pas d'organisme officiel, mais un diplôme accrédite une formation offerte dans le cadre des arts énergétiques et martiaux chinois.

Pour en savoir plus : Fédération des arts énergétiques et martiaux chinois : www.faemc.fr

On se fie à la phyto

La phytothérapie regroupe les médicaments « dont les substances actives sont exclusivement d'origine végétale », selon l'ANSM.

La très respectable OMS la considère même comme une médecine conventionnelle. Si cette approche millénaire a toujours autant d'adeptes, c'est qu'elle est créditée d'une véritable efficacité, pour des effets secondaires quasi inexistants.

Rien de plus naturel que d'utiliser les plantes pour se soigner : la première « ordonnance » à base de myrte, de saule et de chanvre a été gravée par les Sumériens en écriture cunéiforme trois mille ans avant notre ère !

Parmi les quelque 500 000 plantes identifiées et répertoriées sur notre planète, l'OMS a sélectionné 22 000 plantes traditionnellement utilisées en médecine à travers le monde.

La pharmacopée française en retient 2 500. D'extraction naturelle, la plupart sont rangées dans la grande famille des compléments alimentaires. Bien que délivrés *a priori* sans prescription, ces produits sont soumis à réglementation. Plusieurs spécialités à base de millepertuis, antidépresseur notoire, ont dû passer par une autorisation de mise sur le marché pour cause de risques d'interactions médicamenteuses. Exception qui confirme la règle, puisque c'est précisément leur absence d'effets secondaires qui, après une éclipse liée à l'apparition des miraculeuses performances des médicaments modernes, antibiotiques en tête, a rendu ses lettres de noblesse à la phytothérapie.

S'il est absolument indéniable que les plantes ont des effets curatifs et préventifs pour d'innombrables maladies et affections, la recherche et le développement en phytothérapie ne dispose pas encore des moyens de l'industrie pharmaceutique. De nombreuses études récentes montrent malgré tout que la phytothérapie, seule ou en combinaison avec la médecine « classique », semble prometteuse dans le traitement de certaines maladies.

Utilisée à bon escient, la plante médicinale respecte la physiologie – et le fait d'avoir fait ses preuves sur plusieurs millénaires ne l'empêche pas de bénéficier des progrès en agronomie, en chimie végétale et en pharmacologie pour marier haute technicité et respect du végétal.

Une bonne complémentarité de cet outil thérapeutique avec la médecine de synthèse chimique dont il augmente les performances est aujourd'hui admise. Tout cela va dans le sens de la prise en charge globale, en améliorant sensiblement le bien-être, la gestion du stress et les effets bénéfiques des traitements.

QUI PEUT ÊTRE PHYTOTHÉRAPEUTE ?

Pour s'installer en tant que phytothérapeute, un cursus médical – médecine, odontologie, pharmacie – est obligatoire. Les professionnels de santé, médecins ou pharmaciens, ont la possibilité de suivre une formation complémentaire de six mois à un an sous forme de DU (diplôme universitaire), formation reconnue par l'Ordre national des pharmaciens.
Certains cursus ouverts à tous offrent la possibilité de devenir « conseiller(ère) en phytothérapie », mais sans la capacité de prescrire des ordonnances.

Des techniques de contrôle de soi

Ces techniques, que nous allons aborder et qui doivent être dispensées par des professionnels, ne relèvent pas de pratiques sectaires. Bien sûr, il existe des charlatans, qui exploitent le mal-être et n'ont d'autre but que de gagner de l'argent ou qui, pour des objectifs mercantiles, ont développé des pseudo-techniques personnelles.

Qui se cache derrière une plaque de « sophrologue » ? Un médecin ? Quelqu'un qui a fait des études ? Un gourou autoproclamé ? Il est donc fondamental de consulter des informations validées. La meilleure parade à l'intox est de vous renseigner sur les sites officiels.

Si l'on doute, le mieux est d'aller tester en pleine confiance une séance de yoga, une séance d'activité physique fondée sur le stretching et l'équilibre, une séance de sophrologie... qui sont autant de façons de prendre rendez-vous avec vous. C'est la meilleure manière d'en connaître les bases et de vous faire votre propre opinion.

Pour ces pratiques, le rythme conseillé est d'un cours tous les quinze jours, de façon régulière. Cela vous permettra de vous familiariser avec la technique puis de la réviser. Et, dans l'intervalle, vous ferez deux ou trois rendez-vous avec vous en mettant à profit ce que l'on vous aura appris. Votre piqûre de rappel toutes les deux semaines vous empêchera de vous dérober derrière le toujours possible « Je n'ai pas le temps ! »

Le nouveau souffle du yoga

Dérivé de la philosophie indienne, dont il est totalement partie prenante, le yoga est apparu il y a plus de cinq mille ans. Selon l'un des grands maîtres de la discipline B. K. S. Iyengar « Il enseigne à soigner ce que l'on ne peut endurer, et à endurer ce que l'on ne peut soigner. » Des études scientifiques confirment que le yoga a certains atouts thérapeutiques.

Quête d'harmonie entre le corps et l'esprit, il est à la fois une activité physique à part entière et une médecine préventive éprouvée depuis des millénaires, à travers son action, tant sur la maîtrise du souffle que sur les articulations. On travaille sur la souplesse, tout en douceur, au travers de postures (ou *asanas*) de plus en plus techniques, d'exercices répétitifs, progressifs, exécutés en toute sérénité : pas question de forcer !

L'avantage, c'est qu'il peut être universellement pratiqué, à tout âge et à tout moment.

Les différentes écoles françaises n'avancent pas d'un front uni. Bien que le yoga ait été importé en France depuis des décennies, il n'y a pas de diplôme national rassemblant les différentes voies de cette discipline.

Pour en savoir plus :
La Fédération française de hatha yoga (FFHY) :
www.ffhy.ff-hatha-yoga.com
Fédération nationale des enseignants de yoga :
www.lemondeduyoga.org/lassociation-fney
Fédération française de yoga : www.fede-france-yoga.fr

Deux pionniers de la méditation de pleine conscience

Le psychiatre et psychothérapeute Christophe André en est l'un des principaux spécialistes français. Il la définit ainsi : « Avec la méditation, on réintroduit [des] moments de paix grâce à des exercices au cours desquels on apprend à ralentir, à être dans la non-action pour savourer chaque seconde*. »

* Christophe André, *Méditer, jour après jour*, L'iconoclaste, 2011.

La méditation est bénéfique pour un bien-être global : notre cerveau a besoin de temps de pause pour éviter la surchauffe en calmant le flux permanent de pensées. Prendre pleinement conscience de ce que l'on est en train de vivre, occuper l'instant à 100 % est aussi une réponse intéressante à la sollicitation numérique permanente. La preuve ? Si l'on conduit et que l'on se laisse envahir par ses pensées, c'est à ce moment-là que l'on se met en danger. Dans l'hypnose, on focalise, dans la méditation, on ouvre au contraire son esprit.

Des études récentes montrent que la méditation de pleine conscience permet de mieux gérer le stress, de moins ruminer. La méditation freine les dégâts biologiques en concourant à une meilleure réponse immunitaire, avec des résultats intéressants contre le vieillissement et l'inflammation.

Une illustration intéressante et innovante des applications possibles de la méditation de pleine conscience est le travail mené par Corinne Bagnis, néphrologue à la Pitié-Salpêtrière et responsable du comité scientifique de méditation et santé. Elle s'intéresse depuis plusieurs années à l'amélioration de la qualité de vie des malades chroniques en proposant ces techniques depuis cinq ans aux patients de son service. Après avoir installé un enseignement de ces pratiques aux étudiants en médecine, elle a ouvert un diplôme de formation continue pour les infirmières et aides-soignantes sur les liens entre stress, soin et pratique méditative.

La méditation apporte aux malades, comme aux soignants, une aide très précieuse contre les souffrances quotidiennes occasionnées par les maladies chroniques. Les mécanismes psychologiques permettent de « dézoomer », de « desserrer l'étau », et font éclater la bulle de douleur qui avait pris toute la place. On la met à distance. Et on diminue l'appréhension d'avoir mal. La méditation combat la souffrance émotionnelle – l'observer, la définir, l'analyser, la regarder de près permet aussi de l'apprivoiser –, une façon de prendre soin de soi sans anesthésier sa conscience de soi et des autres.

La pratique régulière entraîne des modifications cérébrales. Des études très récentes semblent mettre en évidence ses bienfaits sur les fonctions cognitives chez les seniors.

Selon Corinne Bagnis, cette nouvelle posture, pratiquée quotidiennement, nous permet de passer du mode « pilotage automatique », qui est notre quotidien, à l'acquisition d'une vraie faculté de répondre tranquillement à ce qui nous arrive quotidiennement.

Pour en savoir plus :

Association pour le développement de la *mindfulness* : www.association-mindfulness.org

Méditation et santé : www.meditation-et-sante.com

Sophrologie : mission po-si-ti-ver !

Inventée par un psychiatre colombien, Alfonso Caycedo, dans les années 1960, elle fait la synthèse de l'Orient – en empruntant au yoga et à la méditation – et de l'Occident – en compilant training et relaxation.

Le postulat de départ est que chacun peut trouver en soi les moyens de mettre en harmonie son corps et son esprit. Elle vise un état modifié de conscience, entre veille et sommeil, dans le but de stimuler des capacités peu sollicitées et de faire émerger des ressources insoupçonnées. Détente, concentration, gestion du stress et des émotions, meilleure mémorisation, meilleure estime de soi et dépassement de soi… autant d'atouts pour affronter plus sereinement les situations de stress.

Le corps y joue un rôle-clé : à base d'exercices simples à pratiquer au quotidien, le fait de lâcher prise et de s'accepter, tel que l'on est, contribue à apaiser aussi l'esprit.

Quel que soit notre environnement (familial, social, professionnel) ou même notre état de santé, être mieux dans son corps, ses émotions et dans sa tête permet une meilleure adaptation aux conditions de vie.

Il s'agit d'un entraînement personnel initié par le sophrologue en fonction de vos besoins personnels.

Le déroulement des séances et les techniques sont adaptés aux capacités de chacun. Le travail s'effectue soit debout, soit en position assise, soit, plus rarement, en position allongée.

La sophrologie revendique de multiples domaines d'application : la gestion du stress, des émotions, de la douleur, concentration et mémorisation, troubles du sommeil, voire perte de poids.

Elle peut aider les futures mamans et les sportifs (et même les futures mamans sportives !) dans la préparation d'un examen ou d'une épreuve. Elle peut aussi contribuer au sevrage de certaines addictions, au soulagement de certaines phobies, tics et tocs, attaques de panique, en accompagnement d'un travail psychologique. En revanche, les cas relevant de la psychiatrie n'entrent pas dans le champ d'application de la sophrologie (sauf si c'est le médecin psychiatre lui-même qui y a recours).

La sophrologie est accessible à tous, y compris aux enfants. Certaines mutuelles remboursent en partie les séances.

Pour en savoir plus :

www.federation-sophrologie.org

www.chambre-syndicale-sophrologie.fr

On voit bien que, en empruntant chacune leur propre voie, ces techniques de contrôle de soi poursuivent toutes le même objectif : vous placer en état de disponibilité pour vous occuper de vous. Prendre conscience de ce qui pollue votre quotidien, choisir une technique qui vous motive, et lors de ce rendez-vous avec vous, trouver les solutions qui amélioreront votre état de santé, vous permettront de (re)trouver votre équilibre physique et psychique. Ces différentes techniques ne sont en aucun cas une panacée et ne se substitueront jamais à un traitement médical.

Micronutrition

Un chapitre à part pour une spécialité (avec diplôme universitaire) jeune qui valide ses atouts d'étude en étude. De l'intuition à la confirmation : les micronutriments sont nos meilleurs supporters ! Si la micronutrition n'est apparue officiellement qu'en 1992, elle reste cohérente avec les principes révolutionnaires édictés, quelque vingt-quatre siècles plus tôt, par le toujours précurseur Hippocrate : « Que ton aliment soit ta seule médecine. »

Dans la famille nutriments, je demande...

Les prébiotiques : ce sont des aliments qui permettent aux bactéries bénéfiques de croître et de se multiplier pour le plus grand bonheur de notre microbiote. Les meilleurs pourvoyeurs ? ail, oignon, asperges, salsifis et pommes de terre cuites... puis refroidies avant d'être éventuellement cuisinées, tout le secret est là. Et côté fruits : les bananes.

Les probiotiques : ce sont des bactéries vivantes, présentes dans le kéfir et dans certains laits fermentés. Sous forme de compléments alimentaires adaptés, ils vont réparer et nourrir la flore intestinale, tout en empêchant la prolifération des bactéries indésirables.

Si les bonnes bactéries des yaourts contribuent à nourrir le microbiote, elles sont assez rapidement détruites après absorption.

Compliments aux compléments ? Entre les produits santé pour le sommeil ou contre le stress, ceux dédiés à la beauté, et notamment à la perte de poids, les promesses des compléments alimentaires sont *a priori* attractives. Et pourtant, s'ils peuvent avoir un effet bénéfique, ils ne sont pas à conseiller de manière systématique. Il n'y a d'ailleurs pas de recommandations établies en faveur de la prise de compléments alimentaires pour la population générale. Une exception peut-être : la vitamine D. Peu présente dans notre alimentation, elle peut faire l'objet d'une supplémentation quasi systématique en hiver. D'autres compléments peuvent être utilisés en cas de carence (très rare) ou de déficit, mais il faudra alors bénéficier d'une prise en charge médicale.

Pour les femmes qui envisagent une grossesse par exemple, la prise de vitamine B9 (acide folique) est conseillée dès la période préconceptionnelle et jusqu'à la fin du premier trimestre de grossesse. Une telle prescription peut contribuer à réduire certains risques de malformation du fœtus. Elle est encore trop peu suivie.

Un déficit en vitamine B12 n'est pas rare. Il est recommandé aux végétaliens d'en prendre, car on ne la trouve pas dans les végétaux. De même, pour les femmes qui ont des règles abondantes, elles ont souvent besoin de fer pour compenser la perte de sang.

L'utilisation de micronutriments peut, dans une approche personnalisée, combler certains manques nutritionnels liés aux problèmes d'apport ou d'assimilation par l'organisme.

Biologie préventive

La biologie préventive repose sur des bilans très poussés. Analyses de sang, d'urine, de salive ou de selles vont traquer les éventuels déséquilibres pouvant, à terme, être à l'origine de pathologies. Cette étude de terrain exhaustive a pour but de corriger, avant l'arrivée de toute maladie, les paramètres qui s'expriment trop, ou insuffisamment, dans notre organisme.

Ce luxe a un coût, qui peut être élevé, que la Sécurité sociale a classé pour l'instant hors nomenclature, et qui donc n'est pas pris en charge. Mais quand on considère le poids financier des maladies chroniques et dégénératives, on peut aussi le considérer comme une économie – ou du moins un bon investissement sur le long terme !

SI VOUS CHOISISSEZ DE VOUS AUTOMÉDIQUER, QUELQUES MISES EN GARDE INDISPENSABLES

Les compléments alimentaires sont à utiliser avec précaution sur un laps de temps court. Attention à bien respecter la posologie indiquée et à ne pas cumuler les produits pour éviter le risque de surdosage.

Si vous fumez, évitez les compléments à base de bêta-carotène, qui, à forte dose, augmentent le risque de cancer du poumon et de l'estomac.

Méfiez-vous aussi de certains circuits de distribution, comme les sites Internet étrangers où l'on court le risque de tomber sur des substances interdites et dangereuses, voire sans molécule active.

Avant de débuter une cure de compléments, prenez le temps de vous interroger sur vos habitudes alimentaires. En théorie, une alimentation équilibrée suffit à couvrir l'ensemble des besoins nutritionnels. En ce qui concerne la vitamine C, dont le manque peut provoquer une fatigue chronique, une orange, du persil, du chou suffisent par exemple à atteindre l'apport recommandé. Un régime à suivre cette fois sans restriction, et pour la vie !

Famille, amis... cultivons le lien

Et il serait impensable de terminer ce survol de tout ce qui peut être bon pour vous sans souligner le rôle positif de la famille, parfois, des amis, toujours. Contrairement à notre famille, nous choisissons nos amis. L'être humain est naturellement sociable, il faut tout faire pour le rester et combattre la solitude. Les nouvelles technologies, Facebook et autre Twitter risquent pour certains de remplacer la vie sociale réelle. Alors que ces relations humaines apportent volontiers joie, bonheur, bien-être et meilleure santé. De nombreuses études confirment l'impact positif sur la santé des « amitiés solides », et ce plus les années passent. Avec cette assertion choc, être seul ou fumer 15 cigarettes par jour, c'est pareil et pire que de ne pas faire de sport ou souffrir d'obésité ! Sortir, rencontrer du monde (amis, famille, voisins, collègues), pouvoir s'appuyer sur des proches et « des vieux amis » sont une thérapie d'accompagnement incontournable. L'accompagnement, précisément, est le maître mot de la réussite et de la pérennité des changements que vous aurez décidé de mettre en œuvre.

Points forts à retenir

On parle de médecines complémentaires validées, car acupuncture, ostéopathie, hypnose et tai-chi ont été évalués en 2013 et validés par l'Académie de médecine.

La phytothérapie a fait ses preuves d'efficacité mais aussi de risques d'interférence médicamenteuse comme avec le millepertuis.

Les techniques de méditation (méditation de pleine conscience, yoga, sophrologie) ont été validées par des études en neurosciences.

La micronutrition, encore jeune, bénéficie des certitudes de la nutrition.

Famille et amis ont confirmé, dans des études, le bénéfice intuitif pour la santé de leur présence active.

TOUS CES RENDEZ-VOUS NE SONT RIEN (OU PRESQUE)... SANS L'ACCOMPAGNEMENT À LA SANTÉ

Tout ce que nous venons de partager n'est bien sûr pas exhaustif. Il m'a fallu faire des choix. Pour cela, je me suis laissé guider par les données de la littérature médicale et par mon expérience. J'espère que vous allez faire vôtre cette démarche de « médecine de santé » et qu'à la lecture de cet ouvrage vous avez déjà noté quelques rendez-vous avec vous...

Résumons-nous :

S'interroger, se projeter, prendre conscience, vouloir faire quelque chose pour son capital santé.

Savoir où vous en êtes de vos habitudes de vie (l'auto-questionnaire) et de votre état des lieux santé (à la recherche d'une manifestation silencieuse d'un organe).

Avoir échangé et bien compris les petits réglages favorables pour votre santé et votre bien-être pour les dix ans à venir, voire plus.

Choisir les rendez-vous qui vont entrer en résonance avec vos motivations et vos possibilités, vos envies.

Le premier pas, le premier choix réalisé, reste le plus difficile : le faire durer. Les ingrédients de la motivation et les recettes vont vous aider. Pour réussir dans la durée, vous ne pourrez pas faire l'économie d'un accompagnement à la santé.

Accompagnement à la santé : de quoi parle-t-on ?

La régularité est la base de la réussite pour changer de comportements. La motivation peut utilement être alimentée par des piqûres de rappel, *a fortiori* les premières semaines. Nous touchons là au dernier volet capital de l'engagement que j'ai pris avec vous, l'accompagnement à la santé.

Éducation thérapeutique du patient (ETP)

Que l'on parle de contrat, d'alliance thérapeutique (collaboration positive entre le patient et son soignant avec ou sans médicament), de programme... il s'agit avant tout de partager des objectifs en termes de planning sur les deux mois à venir par exemple – des objectifs précis et quantifiables.

Il existe depuis une dizaine d'années, dans le parcours médical, ce qu'on appelle l'éducation thérapeutique du patient (ETP) – particulièrement développée dans le diabète. Il s'agit d'une démarche codifiée pour rendre le patient acteur de sa maladie chronique. Elle associe des notions médicales sur la maladie concernée, de la pédagogie, et des sciences humaines et sociales. En suivant un programme d'éducation thérapeutique, le patient doit être en mesure de mieux comprendre sa maladie pour mieux l'accepter, de connaître les bénéfices ainsi que les effets secondaires de ses traitements, les mesures préventives à adopter, de reconnaître une aggravation, savoir la gérer et connaître tout ce qui va améliorer sa vie de tous les jours avec sa maladie chronique. Ces programmes sont prescrits par votre médecin traitant ou votre spécialiste et se déroulent dans un hôpital ou une clinique, un centre de santé ou une association comptant des professionnels. Problème, ils ne sont pas encore suffisamment développés, le financement et la formation sont encore balbutiants.

On lui préfère aujourd'hui le terme d'accompagnement à la santé

Pour renforcer la motivation, rien de tel que de commencer par un atelier pratique, individuel ou collectif, pour apprendre et mieux comprendre ce que l'on peut faire. Vous serez souvent surpris par la simplicité des techniques qui peuvent améliorer votre santé et qui ont prouvé leur efficacité. En une heure, avec très peu de théorie, on partage des conseils et des méthodes pour parfaire votre comportement en termes d'alimentation (comment par exemple rééquilibrer vos repas…), d'activité physique (10 000 pas par jour : pourquoi et comment…), de gestion du stress (la cohérence cardiaque…), de gestion du sommeil (les écrans, la sieste…).

Chacun va à son rythme, l'important, c'est de ne pas le perdre… !

Quelques exemples quand on parle d'adopter la politique des petits pas :

– Je ne me sens pas le courage de faire une heure de marche soutenue deux fois par semaine. Mais je peux amorcer mon changement d'habitudes en traversant le parc au lieu de le longer ou le contourner : j'apprécierai le calme du lieu et la nature, même un quart d'heure, même vingt minutes. J'aurai envie de retrouver ce moment de bien-être. La prochaine fois, j'irai faire trente minutes de marche dans le parc, puis une heure. Je vois l'escalator. Je lui préfère les escaliers. Deux stations de bus ou de métro pour me rendre à tel endroit. Je marche au moins jusqu'à la station suivante. Je n'ai pas envie d'aller faire mon footing aujourd'hui. D'accord ! mais je peux me mettre en tenue, aller au square ou au parc et faire simplement quelques mouvements d'assouplissement.

- Je suis un adepte du sucré et du gras : au lieu de prendre des frites, je demande des haricots verts ou des pommes de terre vapeur. Je peux me laisser le droit de chiper deux ou trois frites à mon conjoint, ça sera toujours un plaisir, mais ce sera mieux que la portion complète. Je me retiens d'acheter le grignotage qui me va si bien devant la télé : chips, chocolat, pop-corn... Avec l'armoire vide au moment de mon exploration, je ne serai pas tenté. « Y a pas », on ne cède pas à la tentation... J'aime le chocolat. Au lieu d'acheter une tablette entière qui ne me laissera pas tranquille tant que je ne l'aurai pas finie, j'achète une simple barre (trois carreaux) que je pourrai déguster pour le plaisir jusqu'à ce que « y en a plus »... De même pour le saucisson, ils vendent des petites portions.
- Ma liste d'aliments à proscrire établie, je n'achète plus ces aliments tout en me laissant le droit de craquer une fois par mois.
- Inscrire cette formule sur la porte du réfrigérateur : « Qui c'est qui commande ici ? C'est moi ou mon estomac ? »
- Mettre deux euros dans un pot à chaque victoire sur soi-même et y puiser pour m'acheter le top ou les baskets qui me feront plaisir.

– Scanner tous mes emballages d'aliments aimés avec une application de type *Yuka*… Ça va me convaincre d'éliminer certaines « denrées poisons », avec additifs dangereux pour la santé, sucres et graisses cachés, nutriments à chercher à la loupe…
– Au lieu de préparer ma vinaigrette avec trois cuillers d'huile pour une de vinaigre, je la fais avec deux cuillers d'huile + une d'eau + citron. Le volume sera le même, les calories diminuées d'un tiers, voire de moitié.

Sur qui compter pour tenir dans la durée ?

Vous allez d'abord compter sur vous

Sans effort de votre part, ce sera difficile. Vous avez un but : « Je me vois déjà… » Vous avez identifié vos valeurs motrices et vous avez établi votre programme.

Ensuite, posez-vous ces quelques questions :

– Suis-je capable de faire ça tout seul ?

– Suis-je capable d'écouter quelqu'un ?

– Suis-je très volontaire ou au contraire assez peu concerné par la question ?

– Pour l'activité physique, je peux bouger, me faire un programme perso, me chercher un coach ou m'abonner à une salle de gym ou à un club de sport.

Vous pouvez aussi compter sur des professionnels

Bien sûr, votre médecin traitant est votre premier allié : il vous connaît, c'est avec lui que vous êtes à même de découvrir ces nouveaux horizons.

À noter que les médecins ne sont pas non plus tous égaux dans leur approche. Si certains sont familiers d'une gestion globale, d'autres le sont moins. C'est la raison pour laquelle une formation complémentaire leur est parfois nécessaire, en particulier sur la médecine des modes de vie.

En matière d'alimentation, les nutritionnistes, micronutritionnistes ou diététiciens, quelle que soit l'option choisie, sont les accompagnateurs naturels de votre démarche. En discutant avec eux, vous allez trouver à la fois un terrain de motivation et un terrain de réalisation pour adapter votre alimentation.

Infirmières et infirmiers, kinésithérapeutes sont aussi des interlocuteurs de qualité pour dialoguer, recevoir des conseils, corriger des erreurs, relancer votre intérêt. Cela peut se faire dans le cadre d'ateliers individuels ou collectifs.

Diverses associations de formation spécialisée proposent des programmes en fonction des besoins identifiés dans certaines communes comme en entreprise.

Les coachs sont une ressource importante. Ils ont souvent une formation très ciblée dans différents domaines : activité physique, méditation, sophrologie, cohérence cardiaque, gestion du stress et du sommeil. La compétence dite APA (activité physique adaptée) leur permet de prendre en charge des malades chroniques : c'est un métier parfaitement réglementé avec une formation qui s'effectue en deux ans.

Vous offrir cinq ou dix séances avec un bon coach va vous donner les points de repère. Mais, au-delà de la technique, pour trouver l'adhésion, la motivation, c'est bien souvent le relationnel qui prend le relais. Tous ces accompagnants ont deux avantages : pour que la technique soit bonne et pour entretenir la flamme.

Autre voie, le coaching téléphonique : diverses structures proposent des plateformes où des infirmières, spécialement formées, vous contactent régulièrement. Elles prennent des rendez-vous téléphoniques à un rythme décidé par vous, pour faire le point. « On en est où ? Ça va bien ou ça vous a fait mal ? Avez-vous pris le temps de faire vos cinq minutes de cohérence cardiaque trois fois par jour ? »

Ces entretiens durent dix minutes pour recadrer, remotiver et repartir sur de bonnes bases.

Cet accompagnement à la santé est un atout majeur pour déclencher et surtout pérenniser le changement de vos habitudes de vie.

Tout cela n'a qu'un objectif, faire vôtres au quotidien les changements de mode de vie que vous avez décidés. Ce seront de nouvelles habitudes au bénéfice de votre santé. Ne nous voilons pas la face, pour certains, ce sera sans problème et même dans la joie, pour d'autres, ce sera un vrai combat avant que cela ne devienne évidence. Enfin, ce n'est pas parce qu'on n'y arrive pas du premier coup que ce n'est pas pour vous. Vous n'aviez peut-être pas ciblé les bons objectifs, les bons outils. Ce n'était peut-être pas le bon moment. N'hésitez pas à vous faire aider, accompagner. De même, si après un an, deux ans, vous avez perdu votre objectif, reprenez rendez-vous avec vous, le jeu en vaut la chandelle!

CONCLUSION

ET APRÈS ?

Ne nous cachons pas la vérité, c'est une longue histoire, qui va débuter pour certaines ou certains d'entre vous, en conforter d'autres. Et puis il y a celles et ceux qui n'entreront pas dans la démarche, du moins pas aujourd'hui.

Prendre rendez-vous avec vous, c'est accorder du temps à votre corps, à votre tête, à votre santé, jour après jour, semaine après semaine. Une façon de vivre qui s'ajuste au fil des mois, car les ingrédients sont nombreux et en perpétuel changement. C'est tout le sel de la vie !

L'adage de Jacques Chaize trouve ici sa place : « La porte du changement s'ouvre de l'intérieur. »

J'aime beaucoup, pour l'avoir souvent partagée avec mes patients, cette métaphore du tabouret à trois pieds pour illustrer notre vie : un pied, la vie professionnelle, un pied, la famille et les amis, un pied, VOUS. Si vous ne faites de VOUS un pied solide, les rendez-vous sont faits pour cela, toute faiblesse dans l'un des deux autres pieds sera difficile à négocier. Il vous faut être fort, vous donner un peu de temps pour vous régulièrement. L'adversité sera plus facile à négocier si votre économie personnelle est à l'équilibre. C'est ce que j'ai voulu partager avec vous au travers de ces rendez-vous. Cette réflexion fondamentale concerne l'individu.

Si l'on se place maintenant sur le plan collectif, quel est l'enjeu ?

On parle de nature à préserver, de droits à défendre... L'Assurance maladie doit être préservée, elle aussi, car elle est le garant de l'accès égalitaire aux soins pour tous. Son champ de prise en charge est « limité », si l'on peut dire, tellement il est vaste, quand le citoyen est malade. Tout au long de notre rencontre, nous avons mis en place ensemble les ingrédients d'une assurance santé , à même de permettre l'accès en termes d'information, d'éducation, d'action à une prévention concrète et participative. L'objectif devrait être d'aller d'une assurance maladie vers une assurance santé, pas tant sur le plan financier qu'éducatif. Dans la rédaction du plan « santé 2020 », Agnès Buzyn a défini les têtes de chapitre. Espérons que actes et moyens suivront.

Prendre rendez-vous avec vous pour faire le point, partant de là où vous en êtes, voir où vous voulez aller et choisir en toute connaissance de cause des outils, des techniques opérationnelles pour ajuster les ingrédients de votre santé, c'est à la médecine de santé de vous les proposer.

J'ai la conviction que nous allons résolument vers une médecine personnalisée avec des professionnels de santé eux aussi motivés pour aller plus loin avec vous dans une santé durable.

Mais c'est aussi compter sur vous, sur votre motivation, sur votre engagement et sur votre capacité de faire des efforts.

Prenez soin de vous !

ANNEXES

SI VOUS VOULEZ EN SAVOIR PLUS… CINQUANTE ANS DE RÉVOLUTIONS À GRANDE VITESSE

Spécialistes ou non, tous le reconnaissent : nous avons vécu ces cinquante dernières années les plus spectaculaires victoires de la médecine conventionnelle qui soient. Je ne résiste pas au plaisir d'un florilège vu de ma pratique.

Commençons par l'une des plus anciennes, même si elle fait, pour certains, débat aujourd'hui : la vaccination. Elle a transformé le pouvoir de certaines bactéries ou virus. Comment ne serais-je pas un ardent défenseur des vaccins ? Mon grand frère a été emporté par une encéphalite, à la suite d'une simple rougeole, à l'âge de 3 ans. Même si je n'étais pas en âge de le réaliser, sa mort a marqué mon enfance de traces indélébiles, images et souvenirs réécrits pour mieux se fondre dans l'histoire familiale.

Grâce aux vaccins, pas moins de 29 maladies infectieuses sont devenues rares ou ont disparu. La variole et la rage aux XVIIIe et XIXe siècles et à partir de 1920, la tuberculose, la diphtérie, le tétanos. Mais on voit bien qu'avec une couverture vaccinale antirougeole insuffisante cette maladie a connu une résurgence spectaculaire avec des décès, intolérables au XXIe siècle.

Si leur utilité est régulièrement remise en cause par quelques-uns, cela ne m'apparaît pas justifié au regard de tout ce qu'ils apportent dans la balance bénéfice-risque – quand ils sont administrés dans les règles. La vaccination fait partie des innombrables recherches qui ont abouti, des découvertes fulgurantes qui ont transformé le diagnostic, les traitements et le suivi des maladies, en commençant par le grand tournant opéré en matière de lutte contre les maladies infectieuses. Ces maladies qui, par le passé, ont décimé des populations entières. Nous sommes en 1928, Alexander Fleming découvre par hasard les propriétés de la pénicilline – et le fabuleux pouvoir des antibiotiques. Ils seront suivis des antituberculeux et de nombreuses autres molécules, plus efficaces, mieux tolérées et… un peu trop utilisées.

Au point d'avoir à rappeler que « les antibiotiques, c'est pas automatique ! » Et en effet, après cette période d'opulence, les spécialistes commencent à s'inquiéter. Peu de nouveaux arrivants et des résistances aux traitements de plus en plus fréquentes. Il existe même quelques bactéries capables de résister à tous les antibiotiques connus.

J'ai choisi de vous emmener visiter quatre autres domaines où les progrès m'apparaissent révolutionnaires, surtout en termes de bénéfices pour nous tous.

La révolution des déclinaisons de la génétique

La génétique est ce que l'on hérite de ses parents : la transmission d'un capital génétique au travers des gènes, lors de la réunion des deux gamètes. Nous l'avons tous appris, ce sont nos gènes qui font ce que nous sommes. Ce matériel génétique agit comme un code qui va donner des instructions pour nous construire. Ils déterminent la couleur de nos yeux, de nos cheveux, notre taille, ils font que nous ressemblons à nos parents beaucoup ou pas du tout – mais ce sont eux aussi qui font que nous pouvons être affectés par une maladie génétique.

Avoir réussi à comprendre comment tout cela est programmé, en réussissant le séquençage du génome humain en 2003, est donc bien une révolution...

LE GÉNOME ET SES OUTILS

Le génome, combinaison des mots « gène » et « chromosome », est l'ensemble de l'information génétique d'un organisme contenue dans chacune des cellules sous forme de 46 chromosomes, 23 paires, soit 3 milliards de lettres. Concrètement, c'est une longue, très longue molécule en double hélice, l'ADN. Chaque gène, un petit fragment de cet ADN (il en existe entre 25 et 30 000), a une mission bien précise et donne ses ordres à des intermédiaires (divers ARN et protéines) qui les transmettent aux cellules des organes pour qu'elles entrent en action. Le projet Génome humain, le projet Apollo de la biologie, un consortium international, a mis treize ans (de 1990 au 14 avril 2003, date d'annonce, ce n'est pas si vieux !) pour décoder 90 % du génome. Les 10 % restants à identifier sont plutôt du matériel d'accompagnement des gènes. Un scénario catastrophe a été évité de justesse : une société privée avait été créée pour breveter le décryptage de ces gènes et en vendre l'accès aux équipes de recherche. Heureusement, le consortium public a dévoilé ses découvertes au fur et à mesure de l'avancement du projet.

Les applications développées à partir de ce séquençage sont chaque jour plus nombreuses, en particulier lors de la mise au point de thérapies géniques pour lutter contre les maladies génétiques. Les plus connues sont la mucoviscidose, la trisomie 21, l'hémophilie, la myopathie de Duchenne…

mais plus de 6000 maladies ont été identifiées. Même dans les pathologies les plus fréquentes, qui ne dépendent pas directement d'un ou deux gènes, la génétique intervient. Toutefois, son rôle est plus nuancé: on parle alors de gènes de susceptibilité. Ils sont très nombreux pour une même maladie comme le diabète, l'hypertension artérielle, l'infarctus, la maladie d'Alzheimer ou le cancer. Ils ne jouent qu'un rôle mineur et ne participent donc à la survenue de la maladie qu'avec une probabilité variable, entre 10 et 40% souvent, tout au plus.

Or, c'est sur cette probabilité que se fonde la promesse des tests génétiques. Plus de 80 gènes de prédisposition ont été identifiés à ce jour. Les plus connus et les plus fiables portent sur la recherche de BRCA1 et BRCA2 dans le cancer du sein. Ils sont utiles quand il existe plusieurs cas de cancers répertoriés dans une famille, dans la lignée du père ou de la mère. Il est donc important d'en parler avec votre médecin pour savoir si un tel test vous serait utile.

En revanche, les tests génétiques qui fleurissent sur Internet sont à juste titre interdits en France, car, en l'état actuel des connaissances, ils ne constituent pas un acte médical mais une prédiction dénuée de toute certitude. La seule certitude en ce qui les concerne est l'aspect... lucratif pour des sociétés comme 23andMe ou autres et ses analyses de salive en ligne! Et ce marché en pleine expansion intéresse grandement les géants du Web, Apple, Facebook, Google,

Amazon – les GAFA – mais aussi les grands laboratoires, pour la masse de données qu'elles représentent.

L'enjeu est inédit : comprendre le rôle des gènes et de leurs éventuelles mutations permet de déterminer le risque de survenue de certaines maladies, avec, comme décodeur, les tests génétiques. Aux États-Unis, Angelina Jolie a largement communiqué sur l'ablation préventive des seins et des ovaires pour éviter tout risque de cancer d'origine génétique.

Où en est-on en France ? Il y a une certaine frilosité dans l'utilisation de ces tests. La mise en place du plan de médecine génomique 2025 va permettre de définir ce qu'est la « norme » génétique et quelles mutations peuvent déclencher l'apparition des maladies. Un exemple pratique avec les maladies génétiques « récessives » où on retrouve dans une cellule deux versions du gène, l'une normale et l'autre mutée, la maladie ne s'exprimant pas pour autant. La personne est dite seulement « porteuse ». Mais si les deux parents ont cette caractéristique, la probabilité pour leur enfant de recevoir les deux variants mutés, et donc d'être malade, est de 25 %. C'est une situation où ces tests peuvent être intéressants dans une optique de prévention.

Si la France a fait le choix de maintenir un cadre médical strict pour les tests génétiques, c'est le contraire aux États-Unis, où ils sont très en vogue. On peut commander librement une analyse de ses gènes grâce à un simple coton-tige imprégné de salive… Ces tests ont une fiabilité toute relative, non pas en tant que technique, mais en tant que valeur prédictive. Car bon nombre de ces maladies sont polygéniques, c'est-à-dire qu'elles impliquent différents gènes, et il est très difficile d'évaluer le poids relatif des uns par rapport aux autres.

Une autre question posée par ces tests est de savoir ce que l'on fait du résultat… Si on vous prédit 40 % de risques d'avoir un diabète – ou un cancer (40 % de chances de se faire écraser par une voiture, ça n'entre pas dans le protocole !), vous en faites quoi ?

Si vous êtes quelqu'un de positif, vous allez vous dire que vous avez 60 % de chances que cela ne vous arrive pas ; si vous êtes quelqu'un de pessimiste, vous allez penser : « OK, à tous les coups, ça va être pour moi… »

La vraie valeur d'un test, c'est ce que l'on peut en faire. Savoir pour savoir, c'est insuffisant. C'est la raison pour laquelle ces tests doivent être prescrits et leurs résultats expliqués par des médecins pour bien comprendre le sens de tels diagnostics.

Nous venons de vivre l'un des grands tournants de la génétique avec la mise au point de cette technique révolutionnaire, le CRISPR-Cas9 (à prononcer « CRISPER casse neuf » si vous souhaitez en parler dans un dîner… !). Une découverte que l'on doit à la Française Emmanuelle Charpentier et à l'Américaine Jennifer Doudna : un ciseau à découper l'ADN, qui permet de faire un « couper-coller » d'une extrême précision pour isoler un gène, l'extraire et le remplacer sur un segment très précis. De la haute couture aussi séduisante qu'utile pour le traitement des maladies génétiques. Attention, cependant, cette technique suscite autant d'espoirs que d'inquiétudes...

Jusqu'où ne pas aller avec ce « couteau suisse » du généticien, dans la retouche ou la manipulation du matériel génétique ? À tel point que les responsables de la sécurité de différents pays l'ont classé comme une menace, voire une « arme de destruction passive ». Même si nous n'en sommes pas encore au scénario du film *Bienvenue à Gattaca*.

Cela nous rappelle cette vision d'Albert Einstein : « Il est hélas devenu évident aujourd'hui que notre technologie a dépassé notre humanité. »

Mais alors est-ce à dire que tout est écrit d'avance ?

Heureusement non, nous ne sommes pas qu'un « matériel génétique ». Nous sommes également le produit de notre environnement, les expériences que nous vivons, l'éducation que nous avons reçue, les valeurs morales que nous nous sommes construites, le sens que nous voulons donner à notre vie. Et nous sommes également ce que nous mangeons, ce que nous respirons, ce que nous ressentons... Prendre conscience de cela est capital et tient en un mot : épigénétique, ou comment notre environnement modifie l'expression, les ordres que donnent nos gènes.

Autre domaine de recherche prometteur tout autant qu'inquiétant : la recherche sur l'embryon et les cellules souches. Lors d'une fécondation in vitro, on obtient des embryons surnuméraires, qui ne sont plus utiles, soit parce que la FIV a abouti, soit parce que le projet parental a été abandonné. Jusqu'alors, ces embryons surnuméraires devaient être détruits. Pourtant, ils sont très utiles pour comprendre le développement de l'embryon humain.

Cette recherche pourrait même aller plus loin, avec la possibilité de modifier le génome grâce à la technique CRISPR, notre ciseau à gènes. Il n'est bien sûr pas question de réimplanter cet embryon en vue d'une grossesse, et la création d'embryons pour la recherche est interdite.

Le rapport du Comité consultatif national d'éthique, présidé par le Pr Jean-François Delfraissy, propose lui aussi d'assouplir les règles pour la recherche qui utilise des cellules souches. Elles peuvent être extraites d'embryons, mais aussi de cellules de peau, par exemple, que l'on parvient à faire revenir au « stade initial indifférencié », les « cellules souches pluripotentes induites (IPS) ».

C'est une piste très intéressante, dans la mesure où l'on peut ensuite les transformer en cellules de tissu cardiaque ou de rein, par exemple. Un espoir pour la réparation des organes malades.

Des démarches plus simples, mais très encadrées, devraient faciliter et encourager ces travaux qui ouvrent des perspectives magnifiques. Encore faut-il savoir raison garder pour éviter les dérapages que l'on peut imaginer. Enfin, l'on peut s'interroger : tout est-il maîtrisable dans la chaîne de création de ces cellules ?

La révolution côté médicaments

Nous avons tous pris des médicaments, ils nous ont guéris le plus souvent. Et ces progrès, en termes d'efficacité, sont indiscutables pour bon nombre de maladies : l'amélioration de l'espérance de vie leur doit quelques années !

Mais force est de reconnaître que les médicaments et les entreprises pharmaceutiques sont la cible de nombreuses attaques, suscitant critiques et doutes. Le problème n'est pas d'être pour ou contre, de défendre ou de vilipender, mais d'appliquer ce que font – ou devraient faire – les agences d'évaluation : apprécier le bénéfice par rapport aux risques.

Quant aux effets secondaires, en dehors de ceux résultant d'un mauvais usage, même s'ils sont bien moindres que les bénéfices attendus, on doit tout faire pour les diminuer encore.

Enfin, les médicaments coûtent cher et les derniers traitements innovants dans les cancers affichent des prix qui font frémir – jusqu'à 6000 euros (voire beaucoup plus) par patient et par mois.

Pourtant, avec un peu de recul, les médicaments ne sont pas plus onéreux en France qu'ailleurs, ils sont même moins chers pour certains !

Cette industrie vit elle aussi une évolution – pour ne pas dire une révolution.

Avant, pour faire simple, on testait une molécule dans différents modèles de cellules malades. Ce *screening* permettait de garder et de développer « la » bonne molécule, qui devenait le plus souvent un blockbuster, un produit qui, au bout de dix ans de recherche et d'investissements, était destiné à un grand nombre de malades et, à l'instar de certains films, rapportait plus d'un milliard de dollars de chiffre d'affaires.

Puis sont apparus les génériques. Protégé pendant dix-sept ou dix-huit ans par son brevet, un médicament tombe ensuite dans le domaine public. À partir de ce moment, il peut donc être copié, en suivant tout simplement la recette. Ce qui représente par définition beaucoup moins d'investissements et un prix de vente qui s'effondre.

La médecine, et l'industrie qui l'accompagne, s'oriente à présent vers des traitements personnalisés... On est aujourd'hui capable de cibler, par le biais de la génomique, l'individu susceptible de bénéficier au mieux d'un médicament de manière optimale. On utilise pour cela des biomarqueurs génétiques, des signatures qui témoignent de l'activité d'une maladie au niveau des gènes.

C'est une révolution pour les industriels du médicament : les biotechnologies, les biotechs. Elles inaugurent des voies de recherche toujours plus ciblées : thérapie génique, thérapie cellulaire, nanomédicaments et autres armes de précision aux noms cabalistiques ! Si, aujourd'hui, près de 80 % des médicaments sont toujours issus de la chimie, ce pourcentage diminuera radicalement dans les prochaines années. Les éléments chimiques seront remplacés par des protéines, des cellules, des molécules vivantes (gènes, enzymes…), voire associés à des aliments.

C'est la voie qu'a couronnée le prix Nobel de médecine 2018 : l'immunothérapie. Ces chercheurs ont identifié deux des protéines qui freinent notre système immunitaire et l'empêchent de lutter contre les cellules cancéreuses. Ils ont mis au point les molécules qui vont débloquer le mécanisme… On est donc, intimement, dans le fonctionnement de notre organisme et de son système de défense. Mais il n'y a pas que le cancer, un médicament en développement sur trois va influer sur notre système de défenses immunitaires et réguler nos mécanismes de défense.

Les chercheurs estiment qu'en stimulant ces mécanismes naturels, ou en réduisant leur action, ils pourraient aussi conduire à la guérison de plusieurs maladies chroniques, dont le diabète.

En cancérologie apparaissent, outre l'immunothérapie ou en association avec celle-ci, des traitements ciblés personnalisés qui sont, de surcroît, mieux supportés par les malades.

Concernant les révolutions dans le traitement des maladies, je souhaite ici faire le point sur une polémique : les traitements de l'excès de cholestérol par les statines. Cette classe de médicaments représente une grande avancée dans la lutte contre les maladies cardiovasculaires à condition de ne la prescrire qu'aux patients pour lesquels le bénéfice est avéré.

En effet, un tel traitement ne présente aucun intérêt quand le mauvais cholestérol (LDL) est en légère augmentation et qu'il n'y a pas d'autre facteur de risque d'encrasser les artères – et *a fortiori* s'il n'y a aucun dépôt sur les artères. Mais quand une artère est déjà très encrassée, en cas d'infarctus ou d'AVC... leur intérêt est indiscutable et le traitement permet d'enregistrer une réduction de 21 % des problèmes cardiovasculaires.

Les recherches continuent dans ce secteur avec la mise au point d'un anticorps dit « anti-PCSK9 » qui suscite un grand espoir de traitement pour les formes familiales de cholestérol très élevé ou pour les patients qui ne supportent pas les statines.

Autre « belle histoire », celle de la lutte contre le VIH/sida. Des médicaments de plus en plus efficaces ont transformé ce fléau rapidement mortel en maladie chronique : les malades qui devaient prendre jusqu'à 20 comprimés par jour n'en prennent aujourd'hui plus qu'un ou deux.

Tout comme l'éradication annoncée de l'hépatite C, puisque toute une famille de médicaments guérit de ce virus réputé il y a peu sans espoir de traitement...

Les patients atteints de rhumatismes inflammatoires (polyarthrite rhumatoïde...) ont vu leur quotidien transformé avec l'arrivée des traitements immunologiques.

Voilà quelques exemples d'avancées dans le traitement de maladies graves. Mais il reste encore bien des progrès à faire, pour le traitement des cancers bien sûr, où les espoirs sont immenses, des maladies neurodégénératives (Alzheimer...) et aussi pour les maladies rares.

Enfin, pour contribuer à renforcer la confiance, légitime, dans le pouvoir de ces médicaments, l'industrie doit amplifier ses actions en termes de transparence et de vérité, ne serait-ce que dans les notices de boîte.

La révolution dans l'imagerie

Plus aucune zone d'ombre ou presque avec les échographies, PET-scan, IRM et autres scanners, nous sommes passés du noir et blanc à la 3D et à la couleur ! Comme au cinéma...

Que de chemin parcouru depuis la première radiographie réalisée, grâce à la découverte des rayons X, le 22 décembre 1895... L'informatisation et la numérisation ont fait faire des progrès fantastiques à l'imagerie.

Depuis une vingtaine d'années, on est capable d'explorer presque tous les organes sans être invasifs, on a de moins en moins recours à l'introduction de sondes dans une artère ou une veine pour opacifier telle ou telle zone.

Si l'on connaît l'existence des ultrasons depuis la fin du XIXe siècle, c'est avec la Première Guerre mondiale qu'apparaissent les premières machines permettant de les produire, avec la mise au point du sonar pour détecter les sous-marins. Dans les années 1960, les échographes que l'on connaît à l'heure actuelle investissent la médecine. La technologie ne va cesser de progresser : miniaturisation, numérisation, meilleure définition, 3D… Cœur, vaisseaux, sein, thyroïde et futur bébé n'ont plus de secrets grâce à ces ultrasons.

Le scanner, bien qu'utilisant toujours la technologie des rayons X, donne des images en coupe d'un organe : on l'utilise pour affiner la localisation et l'étendue d'une lésion détectée grâce à la radio ou à l'échographie. On peut même tout récemment, avec de l'intelligence artificielle embarquée, augmenter le contraste et diminuer les doses de rayons X.

Au début des années 1980, l'IRM (imagerie par résonance magnétique) a elle aussi révolutionné l'approche diagnostique, permettant des reconstructions en deux ou trois dimensions des organes. Elle délivre des informations sur des lésions invisibles sur les radiographies standards, l'échographie ou le scanner. Elle a l'avantage de pouvoir être répétée régulièrement puisqu'elle n'a pas recours aux rayons X. C'est parfait pour suivre l'évolution d'un traitement.

Les progrès dans la lutte contre les maladies cardiovasculaires sont, pour beaucoup d'entre eux, liés au développement de ces techniques : échographie cardiaque, écho-doppler des artères et des veines, scintigraphie myocardique, coroscanner, IRM cardiaque.

De nouvelles possibilités d'aide au diagnostic existent également, permettant d'aller ponctionner, injecter sous scanner ou sous échographie.

Tous ces outils d'imagerie diagnostique sont aussi devenus des outils thérapeutiques à part entière. Grâce à l'IRM, on a pu procéder à des interventions que l'on imaginait trop périlleuses. À partir de l'image reconstruite en 3D de l'organe et de sa tumeur, le chirurgien, une fois qu'il l'a visualisée et qu'il a repéré l'emplacement des vaisseaux et des nerfs, va pouvoir « répéter » l'intervention sur son ordinateur. La technique va assister le chirurgien dans les moindres détails.

L'étape suivante, c'est le robot chirurgien... qui fait aussi bien que lui puisque c'est ce dernier qui le pilote comme dans un jeu vidéo ! Simplement, les gestes du robot ont une précision plus « millimétrique » que ce que peut accomplir la main humaine.

Mais l'avenir a débuté pour de bon dans les années 1990, avec l'IRM fonctionnelle développée au niveau du cerveau : une IRM classique et descriptive d'un organe comme une photographie en noir et blanc mais plus précise.

L'IRM fonctionnelle permet de montrer un niveau d'activité de zones du cerveau par exemple. Le principe :

toute mise en action d'un groupe de neurones entraîne une augmentation locale de flux sanguin pour lui apporter l'énergie dont il a besoin. C'est ce que l'on traduit en images colorées. Lorsque l'on demande au patient de faire certains mouvements, ou d'avoir telle ou telle pensée, les zones activées dans son cerveau s'allument, se colorient. Cela permet de comprendre comment travaillent différentes zones du cerveau, ensemble ou non. L'utilisation est encore essentiellement réservée à la recherche. Mais il est facile d'imaginer les progrès quand on l'appliquera à d'autres organes comme les plaques d'athérome. Il y aura celles qui sont en activité et qui peuvent se rompre à tout moment provoquant un caillot et celles éteintes sans grand danger.

Dans le même esprit, la TEP (tomographie par émission de positons), grâce à un traceur radioactif, va permettre de visualiser les activités du métabolisme des cellules. Là encore, on visualise le mode de fonctionnement du tissu d'un organe. Il est très utilisé dans les cancers pour différencier cellules saines et tumorales, qui n'ont pas le même métabolisme, ni la même façon de se nourrir.

L'homme transparent est une réalité... virtuelle !

La révolution dans l'intelligence artificielle

L'informatique fait maintenant partie intégrante de l'environnement des professionnels de santé, c'est une évidence ! Elle a permis d'accélérer considérablement les progrès dans l'organisation, la gestion des données, la puissance des calculs, la numérisation pour des images plus précises.

Deux autres outils sont en passe d'envahir notre quotidien et de faire encore évoluer notre pratique médicale.

Les *big data* permettront d'accélérer la compréhension du trio malade-maladie-environnement. Cet enjeu sous-tend l'entrée en lice dans le champ médical de sociétés comme Google…

Deuxième invention : les casques de réalité virtuelle ultrasophistiqués ont quitté le terrain du jeu vidéo pour s'inviter à l'hôpital. Ils offrent aux chirurgiens la possibilité de s'entraîner sur des opérations particulièrement délicates à appréhender dans des conditions totalement réalistes…

Élémentaire, mon cher Watson…

L'intérêt de ces approches est de pouvoir gérer des quantités de données vertigineuses qui vont nous permettre de multiplier d'autant la somme de nos connaissances.

Un exemple : IBM, avec son programme Watson, bat quasiment tous les médecins sur le strict plan diagnostic, pour la bonne raison qu'il a été nourri de toutes les connaissances actuelles, de toutes les études et de tous les éléments comparatifs. Des experts internationaux invités à comparer leur diagnostic avec celui donné par les algorithmes de l'ordinateur, sur une série de 100 dossiers de patients tirés au sort, ont tous été battus.

À partir de quelques éléments cliniques, l'algorithme propose en quelques secondes trois ou quatre diagnostics pertinents, par ordre de priorité : aucun médecin ne pourra jamais balayer aussi vite toutes ces probabilités, il leur aurait fallu plusieurs heures pour étudier ces cas.

C'est typiquement ce genre d'évolution qui fera que, dans les dix ans peut-être, tout médecin aura son Watson à disposition. Et quand il aura un doute sur son propre diagnostic, il pourra lui demander de compléter son investigation.

Tout cela remplacera-t-il un jour la consultation traditionnelle... ? Non, jamais un ordinateur ne prendra toute la place de l'humain. Il subsiste heureusement un certain nombre de subtilités qui ne peuvent s'exprimer que par le dialogue entre le médecin et son patient. Pour l'ordinateur, avoir mal à la poitrine, c'est avoir mal à la poitrine. Il ne sera pas capable d'évaluer, devant un patient de 20 ans, qui ne fume pas, qui souffre même au repos et qui traverse une période de stress que, de toute évidence, on est face à un trouble purement fonctionnel, donc sans maladie sous-jacente. Il ne saura pas faire le distinguo.

Une autre différence fondamentale : l'ordinateur sera incapable d'une approche « humaine » intuitive de votre personnalité et ne saura pas trouver les bons mots pour vous annoncer : « Vous avez un cancer du côlon. »

Donc, il faut arrêter de fantasmer sur l'intelligence artificielle... et la remettre à sa juste place : un outil, certes, fabuleux, un nouvel assistant du médecin, mais un outil, au même titre que le scanner ou l'IRM.

La révolution de la prise en charge de certaines maladies

Je ne résiste pas au plaisir d'évoquer quelques situations cliniques concrètes, témoins des révolutions dans quatre domaines choisis tout aussi arbitrairement...

La révolution des urgences ou quand l'hôpital sort de ses murs ! Le Samu et ses ambulances médicalisées, le SMUR (service mobile d'urgence et de réanimation), sont capables de prendre en charge et de soigner sans délai des urgences vitales. Le 15, qui devrait être réorganisé, doté d'un numéro plus universel (probablement le 113), doit être « le » réflexe immédiat en cas d'urgence de santé.

La prise en charge de l'infarctus est l'urgence qui a le plus progressé. Plus vite l'artère sera débouchée, moins il y aura de dégâts au niveau du muscle du cœur. Progrès tout aussi considérable, la possibilité, dès 1977, de dilater une artère rétrécie par l'athérome en gonflant un ballonnet puis de la consolider par la mise en place d'un stent, comme on procède dans un tunnel routier – une première réalisée à Toulouse en 1986 par le Pr Jacques Puel.

Progressivement, la chirurgie des pontages coronaires sera moins utilisée, même s'il reste de vraies indications. Enfin, comment ne pas citer la greffe cardiaque, la toute première en Afrique du Sud par le Pr Christiaan Barnard, un an plus tard la première française réalisée par le Pr Christian Cabrol pour aboutir à la famille des cœurs artificiels avec l'incroyable prouesse du cœur global Carmat qui confirme, si besoin était, la place essentielle de la France dans la recherche médicale, et notamment la cardiologie.

Toutes ces dates pour redire combien tout cela, qui nous paraît aujourd'hui familier, est pourtant tellement récent…

Vous aussi pouvez participer à ces urgences avec la diffusion des défibrillateurs automatiques sur le territoire, en particulier dans les endroits accueillant beaucoup de public. Vous êtes témoin d'une personne en état de mort apparente, une application vous indique le défibrillateur le plus proche. Vous ouvrez la boîte et l'on vous guide… ce geste peut sauver une vie. Des campagnes pour expliquer et éduquer des citoyens volontaires sont en cours, n'hésitez pas.

Certains pays vont encore plus loin : c'est un drone qui, sur un simple appel géolocalisé *via* un smartphone, transporte le défibrillateur, arrive sur la zone et vient se poser près de la personne victime d'un malaise.

Autre domaine en pleine révolution : les prothèses articulaires, totalement personnalisées grâce à l'impression 3D. À partir par exemple d'un scanner de la hanche qui modélise « la » bonne hanche, des logiciels de traitement d'image pointus dotés d'une puissance de calcul inédite vont piloter une imprimante 3D avec, en guise d'encre, du titane ou du plastique. Même technique pour l'articulation, encore plus complexe, du genou. Cela concerne le petit nombre de personnes pour lesquelles les prothèses de série ne sont pas adaptées. On peut maintenant réaliser sur mesure des vertèbres, un sternum, un morceau de boîte crânienne, des prothèses dentaires, voire une main robotisée.

Étape suivante, la bio-impression : imprimer du tissu... vivant ! On sait déjà imiter la peau humaine, que l'on utilise pour la mise au point des cosmétiques, les tests sur animaux étant interdits en France comme dans de nombreux autres pays. Avec l'espoir, dans les dix ans à venir, de pouvoir en greffer aux grands brûlés. Quant à imprimer en 3D un rein ou un cœur, cela reste encore du domaine du rêve, car il existe une grande complexité au niveau des tissus, de vascularisation et d'innervation dont la restitution est encore loin d'être résolue.

Quand le diabète nécessite des injections d'insuline, ce que l'on appelle un diabète de type 1, il faut adapter régulièrement la quantité d'insuline pour que le taux de sucre dans le sang, la glycémie, soit correct. Cela varie en fonction de ce que l'on mange, des activités physiques auxquelles on s'adonne et des à-coups de stress notamment. De nombreuses équipes associant médecins, ingénieurs, informaticiens et patients travaillent sur le remplacement technologique de cette boucle de régulation. Associée à un capteur de taux de glucose, une pompe à insuline avec un terminal sécurisé effectue tous les calculs. Le concept paraît simple mais sa réalisation a nécessité une longue mise au point. Les calculs doivent permettre d'anticiper l'évolution de la glycémie pour adapter les quantités d'insuline... *Diabeloop*, ce système français, mime assez fidèlement ce que fait le pancréas, en s'adaptant aux différentes situations de vie d'un diabétique. Sa commercialisation est prochaine, le marquage CE ayant été obtenu en novembre 2018.

Un dernier exemple touche l'exploration du tube digestif. Vous connaissez la coloscopie et la fibroscopie de l'estomac. Dans les deux cas, un petit tube souple avec une caméra au bout permet de voir si les parois du tube digestif sont normales ou non, et de procéder à des prélèvements si besoin est. Mais il existe des portions de ce très long tube digestif (7,50 mètres!), qui ne sont pas accessibles ou facilement visibles, en particulier l'intestin grêle. D'où l'intérêt de la capsule vidéo-endoscopique, une gélule qui contient une minuscule caméra vidéo et une source lumineuse. Vous l'avalez et elle va progresser naturellement, grâce aux contractions de la muqueuse digestive, tout en enregistrant des images vidéo transmises par télémétrie à un enregistreur externe porté à la ceinture. Et cela, tout en vous permettant de vous livrer à vos activités habituelles. La capsule est éliminée en vingt-quatre heures avec les selles. Cela ne remplace pas la coloscopie mais vient en complément pour des cas particuliers… Examen élégant !

C'est dire tout ce que l'on doit, et bien plus, à cette médecine curative, conventionnelle : on ne peut définitivement pas faire sans !

POUR ALLER PLUS LOIN SUR CERTAINES QUESTIONS...

Solange Arnaud, *Quelles médecines douces pour vous ?*, Soliflor, 2018.

Olivier et Valérie Broni, *Le Guide de la santé globale*, Larousse, 2019.

Pr François Carré, *Danger sédentarité*, le cherche midi, 2013.

Jacques Chaize, *La Porte du changement s'ouvre de l'intérieur*, Eyrolles, 1994.

Dr Didier Chos, *Prenons le pouvoir sur notre santé*, Solar, 2018.

Frédéric Depiesse, Olivier Coste, *Prescription des activités physiques : en prévention et en thérapeutique*, Elsevier Masson, 2016.

Pr Gilbert Deray, *Choisissez votre destin génétique*, Fayard, 2018.

Denis Fortier, *Vous ne faites pas votre âge!*, Marabout, 2017.

M. Juffé, Marie-Odile Bertella-Geffroy, Paul-Henri Bourrelier, Jean-Marie Fessler, A. Grimfeld, Chr. Huglo, Y. Lévi, A. Simon, *Prévenir vaut mieux que guérir, la prévention précoce, à tous âges,* Economica, 2017.

Dr Catherine Lacrosnière, *L'Alimentation anti-inflammatoire – Naturellement healthy: Prévenir les maladies du siècle,* Albin Michel, 2019.

Dr J.-M. Lecerf, *Le Surpoids c'est dans la tête ou dans l'assiette?,* Editions Quae, 2019.

Dr J.-M. Lecerf, S. Roy, *Nutrition des enfants: Arrêtons de faire n'importe quoi!,* Albin Michel, 2019.

Pr Damien Léger, *Les Troubles du sommeil,* Que sais-je?, 2017.

Pr Joël Ménard, *Médecin de passage,* Société des écrivains, 2018.

Michelle-J. Noël, *Être l'auteur de sa vie. Choisir sa vie,* Quintessence, 2006.

Michelle-J. Noël, *Vous pouvez guérir,* Quintessence, 2012.

Dr David O'Hare, *Cohérence cardiaque 365*, Thierry Souccar, 2012.

Clémence Peix Lavallée, *Bien dormir sans médicaments,* Odile Jacob, 2016.

Dr Laurence Plumey, *Sucre, gras et sel,* Eyrolles, 2017.

Dominique Poulain, *L'Essentiel sur l'alimentation du sportif,* Parresia, 2019.

Eckhart Tolle, *Le Pouvoir du moment présent,* Ariane, 1998.

Le questionnaire « ET LA SANTÉ ! »

Cet autoquestionnaire a été mis au point dans un centre de santé parisien, *Ellasanté*, labellisé par l'Agence régionale de santé : un établissement pionnier puisque c'est le premier à être centré sur la prévention et le changement des comportements et des habitudes de vie.

TABLE DES MATIÈRES

DIX RENDEZ-VOUS... AVEC VOUS !

CONCLUSION

ANNEXES

MIXTE
Papier issu de sources responsables
FSC® C003309

Les papiers utilisés dans cet ouvrage
sont issus de forêts responsablement gérées.

Achevé d'imprimer en mars 2020
dans les ateliers de Normandie Roto Impression s.a.s.
61250 Lonrai
N° d'impression : 2000909

Imprimé en France